医者いらずの「生姜《しょうが》」事典

石原結實

PHP文庫

○本表紙図柄＝ロゼッタ・ストーン（大英博物館蔵）
○本表紙デザイン＋紋章＝上田晃郷

はじめに

ここ数年続いている「生姜《しょうが》ブーム」は、一向に衰える気配がない。

紅茶、スープ、雑炊……などに生姜を入れた商品が冷え性の女性の間で重宝されているのだ。

生姜の生産量日本一の高知県は、南国市《なんごくし》後免町《ごめんまち》で「町おこし」の1つとして、地元特産の生姜、ダイコン、黒砂糖を使って「ごめん、ごめんしょうが飴」を作り、売り上げを伸ばしているという。某大手食品メーカーでは「生姜事業部」まで立ち上げられ、生姜の研究と生姜を加えた新商品の開発に力を入れている。

また、料理やドリンク、デザートなどに生姜をふんだんに加えて提供する、言ってみれば「生姜レストラン」もあちこちにオープンしている。

さらには、生姜の粉末を容器に入れていつでも持ち歩き、料理、飲み物等々、何にでも生姜粉末をかけて食べるジンジャラー（「ginger」＝「生姜で味をつける」＋「～er」＝「～する人」）なる人も登場している。

私は、30数年前、東京で内科クリニックを開業したが、なるべくなら化学薬品を使わずに診療したいという気持ちがあった。そこで大学医学部では習わなかった漢方薬を独学で勉強した。勉強している間に気づいたことは、風邪薬で有名な「葛根湯《カッコントウ》」、胃の薬の「安中散《アンチユウサン》」、肝臓の薬の「小柴胡湯《ショウサイコトウ》」、腸の薬の「桂枝加《ケイシカ》芍薬湯《シャクヤクトウ》」……等々、200種類くらいある漢方薬の6~7割に「生姜」が配合されているという事実である。

「生姜」は不思議な生薬だなあと思い、種々の文献（論文）を調べたが、日本には生姜について書かれた文献の数が少ない。そこで、海外の文献を調べてみたら、デンマークやアメリカで発表された「生姜の効能」に関する論文を多数見つけ、貪るようにして読んだ。

簡単にまとめると、生姜の辛味成分である「ジンゲロン」「ショウガオール」などが、

①血管を拡張して血圧を下げる。

②血栓（脳梗塞、心筋梗塞の原因となるもの）を溶かす。
③脳の血流をよくして「うつ」を防ぐ。
④白血球の力を強くして免疫力を上げる。
⑤発熱に対しては、発汗、解熱作用を発揮する。
⑥痛みを軽減する。
⑦めまいに効く。
⑧殺菌作用がある。
等々の効能を発揮するという。

その後、自分でも生姜紅茶を飲み、味噌汁や納豆、豆腐、醤油などに生姜を加えて食べ、また、患者さんにも生姜の効能を説いて、実践してもらって得られた生姜の素晴らしい効果について『〃生姜〃は万病に効く最上の「薬」だった』（1996年、文化創作出版）という著書で世に問うたが、全く売れなかった。

しかし、その後も年月が経つにつれ生姜の健康効果の素晴らしさを体験し、取材に来る健康雑誌の記者に熱心に説明し続けたところ、雑誌や新聞の「健康・生活」のコーナーで生姜の特集が組まれるようになり、徐々に「生姜の効能」が多くの人に知られるようになって、現在の生姜ブームが到来した。

今日、この「生姜ブーム」を作ったのは、私であると自負している。

「ブーム」はいずれ去るものだが、日本では永遠に「生姜ブーム」が続くだろう、と私は確信している。

なぜなら、日本では生姜は1000年以上も「民間薬」として、また「健康食品」として、使われ続けており、日本人は「生姜の効能」を潜在意識下に感得しているからである。

3世紀頃、稲作とともに中国経由で伝わってきた「生姜」であるが、「魏志倭人伝」（3世紀後半）に「生姜やみょうがの利用の仕方がわからない」などと書いてある。しかし、平安時代になると、生姜が栽培されるようになり、日本最古の医学書である「医心方《いしんほう》」（984年頃）には「平安貴族たちがすでにこの頃、生姜の薬効を認め、風邪薬として愛用していた」と記載されている。

また、すりおろし生姜と砂糖を湯に溶いて作る「生姜湯」は、古くから風邪の民間薬として重宝されている。

我々の幼少時は、海水浴に行くと冷えた体を温め、疲れた体を回復させる〝特効薬〟として生姜汁と麦芽糖がたっぷり入った「アメ湯」が売られていたものだ。

今でも「すりおろし生姜」は、冷奴《ひややつこ》、湯豆腐、カツオのたたき等に薬味として用いられる。天ぷらの消化をよくするために、ダイコンおろしの上に生姜をおろして加え、天つゆに入れる。

寿司のつけ合わせのガリ（生姜の甘酢漬け）は、ひね生姜を刻んで甘酢に漬けたものだが、寿司のネタ（魚介類）による食中毒を予防したり、つい食べ過ぎる傾向になる寿司の消化をよくしたりするためのものである。

豚肉の生姜焼き、魚やレバーの生姜煮（煮汁に生姜を細かく切って入れて煮立てる）などの料理は、肉の消化をよくし、魚やレバーの臭みを取る作用が生姜にあることが経験的に知られていたことを示している。さらに生姜醤油は、香味として用いられている。

その他には、

「生姜酒」……すりおろした生姜と、砂糖を加えた酒。体を温める効果がある
「生姜酢」……すりおろし生姜を入れた酢
「生姜漬け」……生姜の根茎をうすく切って砂糖につけた菓子
「生姜茶」……すりおろし生姜を湯と煎じた茶
「生姜糖」……氷砂糖を煮て、生姜汁を入れ板状に固まらせた菓子。生姜板
「生姜味噌」……生姜の根茎《こんけい》を切り刻んで味噌に混ぜ、火に炙《あぶ》って作る

なども、用いられてきた。

地域によっては、贈答に生姜を用いる「生姜節句」（八朔《はっさく》の別称）や「生姜市」（東京都港区の芝大神宮で、毎年9月11日〜21日の祭礼に、その境内に立つ生姜を売る市）なども行われてきた。

このように、日本人と生姜とは切っても切れない縁があり、生姜の健康効果を漠然と知っていた日本人に、生姜の効能を示す世界の文献を私が医学的に提示したことにより、多くの人々が「生姜」の効能を科学的にも経験的にも確信することができ、ここ数年の「生姜ブーム」が到来したと言ってよい。

こうした背景をかんがみると、日本での「生姜ブーム」は将来的にも決してすたれることはないと確信する。

欧米でも生姜は、日本ほどではないにしても食べ物の中に取り入れられている。ジンジャーエール（生姜で味付けした清涼飲料）、ジンジャービール、ジンジャーブランデーなどは、強壮作用のある飲料・アルコールとして用いられている。生姜、レモン、干しブドウ、砂糖をミックスして発酵させて作るジンジャーワインも疲労回復や食欲増進作用が強力だ。

また、生姜入りのパンやお菓子はジンジャーブレッドやジンジャースナックと呼ばれ、食べるとピリピリとした辛味があり、身が引き締まり、元気が出てくる。

英和辞書で生姜（ginger）を引いてみると、

（名詞）①生姜

②元気、意気、軒昂、ピリッとしたところ

（動詞）①……に生姜で味をつける

②元気づける、活気づける、励ます、鼓舞する

とある。

「There is no ginger in him.は「彼には気骨がない」という意味で「ginger group」は、政治の世界で「小さいけれど、元気のある政党」の意味だそうだ。

生姜湯に 顔しかめけり 風邪の神　高浜虚子《たかはまきよし》

俳人の高浜虚子も生姜の効能を知っていたのであろう。

医者いらずの「生姜《しょうが》」事典　目次

第1章

なぜ「生姜ブーム」が続いているのか？

――日本人の平均体温は35度台

第2章

紀元前から薬として使われていた生姜

第3章

驚きの生姜パワーはこんなにすごい！（日常不調編）

第4章

驚きの生姜パワーはこんなにすごい!(特別疾患編)

第5章

始めよう！ 365日、健康「生姜」生活

第6章 健康の9割は、毎日の食事で決まる

第7章 生姜で変わった！ 元気になった！ 私の生姜体験記

第8章 体を温めて、さらにおいしい！ 生姜レシピ36

第1章

なぜ「生姜ブーム」が続いているのか？

——日本人の平均体温は35度台

たった60年で日本人の体温は1度も下がった！

日本人の腋《わき》の下の体温は1957（昭和32）年の時点で36・9度であったという。それに対して今は低体温化し、36・0度あるかないかである。

しかし、我々医師が日常使う医学大事典の「体温」の項には、日本人の腋の下の体温は（36・89±0・34）度と、今でも記してある。低い人で36・55度、高い人は37・23度の「平熱」ということになる。つまり、約60年前の日本人の体温が記されているのである。なぜか。この50～60年で医学は長足《ちょうそく》の進歩を遂げ、今の医学の研究は、細胞レベル、遺伝子レベルでなされており、腋の下で体温を測るというような単純、初歩的な研究は、皆無だからである。

私は30数年前に内科のクリニックを開業したが、時折、受診にくる小児の体温は必ず、測ることにしていた。なぜなら、小児の大半の疾患が感染症であるからだ。しかし、この頃より、小児の体温が低くなっていることに何となく気づいていた。そこで風邪や肺炎などの発熱疾患以外の高血圧や肝臓病などの、初診の大人の患者さんの体温も必ず測るようになった。すると人間の平均体温とされる36・5〜37・0度の体温を有する人がほとんど存在せず、35度台、中には34・8〜34・9度という人もいることに気づいた。しかも、年々低下する傾向がある。

そこで、拙著でもその点を指摘し、年間100回以上、取材を受ける新聞、週刊誌、健康誌等の記者に、この日本人の低体温化を指摘し続けたところ、やっと15〜16年前から、健康誌を中心に「日本人が低体温化している……」という記事が特集で組まれるようになった。

日本人の低体温化の原因には、次のようなものが挙げられる。

(1)冷え性の原因は運動不足

この50年間で交通機関の発達により、ウォーキングの量が少なくなり、電気掃

表1　人の部位別熱産生の割合（安静時）

熱産生部位	部位別%
骨格筋	20
肝臓	20
脳	18
心臓	11
皮膚	5
その他	19

（『環境生理学』理工学社より）

除機、洗濯機などの家電製品の普及が肉体労働の量を極端に減少させた。

体温の約20～40％は筋肉で産生されるのだから、筋肉運動や労働の不足が、日本人の体温の低下の一大要因になっているのは、間違いない。

(2)高血圧の敵は、塩分ではない

塩分を多量に摂取していた東北の人々に、高血圧や脳出血の罹患が多いということで、約60年前から減塩運動が始まり、やがて、全国に展開していき、今では、1日の塩分摂取量は10g未満が望ましいとされている。

当時、秋田県や青森県の人々は、1日平均約28gもの塩分を摂取していたという。

塩分は含有カロリーは「0」であるが、体を温める作用がある。暖房設備が今のように整っていなかった東北地方の人々は、厳寒の冬を乗り切るためには、多量の塩分摂取が必要であったわけだ。もし、十分な塩分を摂っていなかったら、高血圧や脳出血で亡くなるずっと以前に、「冷え」からくる風邪、肺炎、リウマチ、うつ、膠原病《こうげん》……等々で若死にする人も多かったはずだ。

約40億年前に最初の生命（アメーバ様の単細胞生物）が誕生したところは海水の中であったし、今でも血液や羊水と海水の浸透圧は酷似している。人体の60兆個の細胞は、血液という海の中で浮遊して生きている、と言っても過言ではない。よって血液のことを「血潮」ともいう。

塩は人類最古の「調味料」であるし、古代ローマ時代、塩こそ最上の健康食と考えられていたので「sal（塩）」から「salus（健康）」という言葉が生まれた。

きているる。

「salad（サラダ）」も「野菜に塩をかけて食べるものがサラダ」だったことからきている。

米国で25～75歳までの20万7729人を対象に国民栄養調査がなされたことがある。

表2のように食塩の1日平均摂取量が少ない方から多い方にⅠ～Ⅳのグループに分け、あらゆる病気での死亡率が比較された。

すると食塩摂取量の一番多いグループの死亡率が最も低く、食塩摂取量が少なくなるほど死亡率が高くなっていた。

高血圧や脳卒中、心筋梗塞といった心臓、循環器疾患の死亡率も食塩摂取量の少ないグループほど高かったという。

この論文は、世界で最も権威のある医学誌の1つ「Lancet」（ランセット）に掲載されている。

この論文の中には言及されていないが、ひょっとすると塩分摂取量が少ない人

表2　塩分摂取量の区分

区分	1日平均摂取量（g）	
	男	女
Ⅰ	2.64	1.7
Ⅱ	4.65	3.13
Ⅲ	6.72	4.55
Ⅳ	11.52	7.89

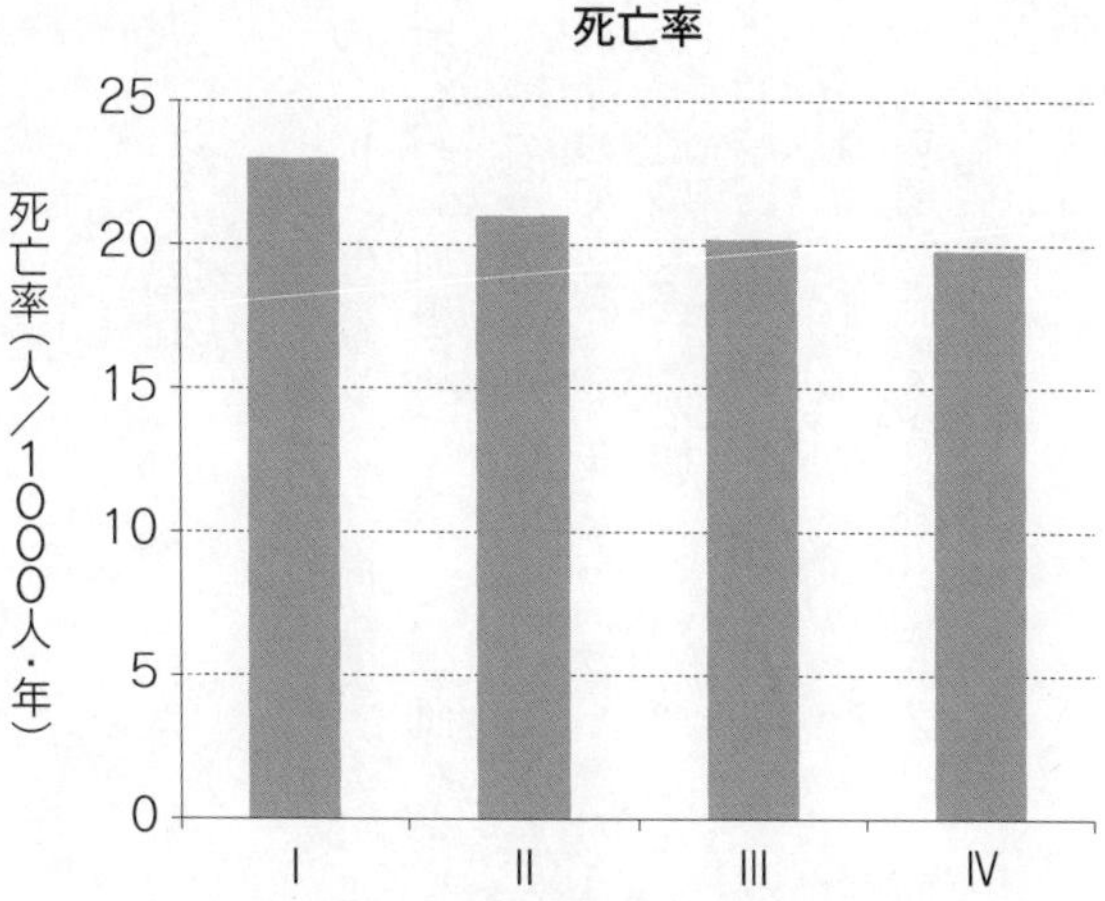

食塩摂取量と死亡率

Alderman,et al,:Lancet,351.781.1998

の体温は低いのかもしれない。

(3)水を飲んでも、血液はサラサラにならない

日本人の死因(2013年)の2位(心筋梗塞＝年間約20万人)と4位(脳梗塞＝年間約12万人)の原因の大部分が「血栓症」なので、「血液をサラサラにするために……」の大義のもと、「なるべく多くの水分を摂るように」「こまめに水分の補給を」という指導がなされ始めてから、20年くらい経ったろうか。

この間、血栓症は減るどころか、逆に着実に増加している。

血液中のコレステロール、中性脂肪、赤血球、フィブリン(タンパク質)などが、血小板(血球)によって固められて血栓ができる。

こうした血栓の〝材料〟になっている物質が多くなり過ぎると、血液はドロドロになるので、水分を多く摂り、血液中の水分を多くして、血液をサラサラにしようというのが、水分推奨の論拠のようだ。

しかし、いくら水分を多く摂っても血液がサラサラになることはない。胃腸から吸収された水分が、血液内に多くなり過ぎると、すぐに〝恒常性〟の原理が働いて、血液中の水分は、尿として出ていく。

その時、血栓の原因となっているコレステロール、中性脂肪、赤血球、フィブリン、血小板などが尿の中に混じって出ていくことはない。コレステロール尿、中性脂肪尿などという言葉は聞いたことがないし、赤血球、フィブリンが尿と一緒に排出されれば、「血尿」「タンパク尿」で立派な病気である。

こうした血栓の〝材料〟は血液中に残ったままになるので、血液がサラサラになることはないのである。

それより、むしろ水分の摂り過ぎは血栓を作る原因になる恐れさえある。

雨に濡れると体が冷えるように、飲みたくもない水分を、無理して飲むと体が冷える。宇宙の物体は冷えると硬くなる。

水を冷やすと「氷」になる、食物も冷凍庫に入れると硬くなるように、体も冷えると血液中に「血栓」という塊を作りやすくなる。

漢方医学では、2000年も前から、水分を摂り過ぎて、尿や汗で十分に排出できず、体内に余分な水分がたまった状態を「水毒」といい警鐘を鳴らしてきた。

肩こり、頭痛、めまい、耳鳴り、フワーッとした感じ、不安、不眠……等々の症状を医師に訴えると「自律神経失調症」や「神経症」と診断される。しかし、漢方医学ではこうした症状は、「水毒」から来ているとし、体を温め、水分を排出する作用のある「苓桂朮甘湯《リョウケイジュツカントウ》」が著効《ちょこう》を呈《てい》する。

また、水分摂取過剰の害は、西洋医学でも指摘されている。医学大辞典には、

水中毒（water poisoning）

水を多飲して排泄と摂取の均衡が破れると不安、めまい、頭痛、吐き気、嘔吐、下痢、痙攣《けいれん》、昏睡などの症状を起こし、甚だしい場合には死に至る。

(Nanzando's medical dictionary)

とある。

(4)何気なく食べている食物が体を冷やす

西洋医学（栄養学）では、食物の価値はその食物が含有するタンパク質、脂肪、糖、ビタミン、ミネラル類、カロリー……などの多寡《たか》で決められる。

しかし、漢方医学では、西洋医学にはない概念、つまり食べると体を温める「陽性食物」と、逆に体を冷やす「陰性食物」、そのどちらでもない「間性食物」に峻別《しゅんべつ》してそれを食べる人や患者の健康増進や病気治療に役立ててきた。

雪は色が白くて冷たいし、緑の葉は夏に触っても冷たい。太陽や火は赤いし、物を燃やすと黒くなる。

よって外観が青、白、緑の食物は食べると体を冷やし、赤、黒、橙《だいだい》の食物は体を温める。

表3の如く、現代人は体を冷やす食物を多く摂る傾向にあり、低体温化の一因になっている。

なお、玄米、玄麦《げんばく》パン、トウモロコシ、そば、芋類……等々の黄から茶色の「中間色」の食物は体を温めも冷やしもしない間性の食物で、人類が主食にしてきたものが多く、どのような体質の人にとっても健康食となる。

(5)シャワーだけですますのは危険

「風呂で不老長寿」という俗言もあるし、日本では昔から温泉場に一定期間、逗《とう》留《りゆう》して療養する「湯治《とうじ》」が行われてきた。

また、ほとんどの家に湯船のある風呂がついていて、入浴により1日の疲れを癒すというのが一般の日本人であった。

しかし近年、若者を中心にシャワーだけですます人が多くなってきた。

10〜20分湯船につかる入浴をすると、体温が1〜2度上昇する。

表3　陰性食物と陽性食物

体を冷やす食べ物（青、白、緑）	体を温める食べ物（赤、黒、橙）
牛乳	チーズ
うどん	そば
大豆	小豆、黒豆、納豆
白米、白パン	玄米、黒パン
洋菓子	和菓子
葉菜（サラダ）	根菜（漬け物、煮物）
南方産フルーツ（バナナ、パイナップル、ミカン、レモン、メロン）	北方産フルーツ（リンゴ、サクランボ、ブドウ）
白砂糖	黒砂糖、ハチミツ
緑茶	紅茶、ウーロン茶、番茶、ハーブティー
酢、マヨネーズ	塩、味噌、醤油
ビール、ウイスキー	黒ビール、日本酒、紹興酒
白ワイン	赤ワイン
白身（脂身）の肉魚	赤身の肉魚、魚介類（エビ、カニ、イカ、タコ、貝）

すると代謝が高まり、糖や脂肪の燃焼がよくなり、高血糖（糖尿病）や高脂血症、肥満の予防改善になる。また、血栓溶解酵素・プラスミンの産生も多くなり、脳梗塞、心筋梗塞の予防になる。

免疫力も上がり、種々の病気を防ぐ力が増す。シャワーでは体の汚れは落とせても、体温は上がらない。湯船につかる入浴とシャワー浴では健康増進や病気の予防、適正な体温保持の面において大きな差が出てくるのである。

理想の体温は何度？

「体温」は、体内で発生する熱と、外界に放散される熱の平衡《へいこう》関係で決まる。

「熱」は摂取した食物の中の糖、脂肪、タンパク質のもつ化学エネルギーが、体を構成する細胞内のミトコンドリア内で働くクエン酸回路で酸化され、エネルギーを発生することで生じる。

発生したエネルギーのうち約25〜35％は「仕事のエネルギー」に変換され、残りのエネルギーが「熱」に変換される。ガソリン・エンジンの仕事効率が25％程度なので生体は極めて効率のよい内燃機関ということができる。

さて、我々人間においての熱産生は、26ページ表1のように安静にしている状態では、骨格筋＝20％、肝臓＝20％、脳＝18％、心臓＝11％、腎臓＝7％、皮膚＝5％、その他＝19％となっている。体重の約40％を占める骨格筋の熱産生は、体重の3％程度の肝臓と同じであるが、筋肉労働や運動により筋肉の代謝が高まると、その産熱量は約80％になることもある。心臓は体重の200分の1しかないのに、産熱量の約11％も占める。

熱は、

（1）皮膚からの放散

（2）肺及び皮膚からの水分の蒸散（不感蒸泄《ふかんじょうせつ》や発汗）

（3）食物や呼気を温める

等によって消散するが、皮膚からの放散、蒸散で全体の約30%を占める。

（4）屎尿《しにょう》の排泄

人の体温は、直腸温（肛門から10センチ上部の直腸で測る）は37・5度、舌下温は37・0度、腋窩《えきか》（腋の下）温は36・5度が標準とされている。

暑い時期の5〜9月の体温は高く、寒い時期の11〜4月の体温は低い傾向にある。よって、脳卒中、心筋梗塞、風邪、肺炎……などありとあらゆる病気が寒い時期に起こりやすいのであろう。1日のうちでは、午前3〜5時が最低体温を示すが、この時間帯は病死、自殺、喘息《ぜんそく》や異型狭心症の発作、不眠症の人の覚醒などが多くなる。魔の時間帯である。

女性は、生理の2〜3日前から体温が低下し、生理期間中は低体温である。このことが種々の不調を伴うPMS（月経前症候群）や生理痛の原因と考えられる。

表4　体温と体の状態の変化

36.5〜37.0度	健康な人の体温。体内の諸酵素が活発に働く
36.0度	熱を産生するため震えが生じる
35.5度	排泄（大・小便・汗）に障害が生じる
35.0度	ガン細胞が活発化する
34.0度	溺れた人が「蘇生できるかどうか」五分五分のライン
33.0度	凍死寸前の人の体温。幻覚が見え始める
29.0度	瞳孔が拡大する
27.0度以下	死体の体温

乳幼児の体温は高め（大人よりプラス０・５〜１度）で高齢者ほど低くなる。

この事実も高齢者ほど免疫力が低下し種々の病気にかかりやすくなる一大要因だ。何しろ体温が1度低下すると、免疫力は約30％低下する、とされているのだから。

病院に入院すると、1日数回、看護師が検温にやってくる。これは、風邪、肺炎、膀胱炎、胆のう炎、腸炎……等々、入院中に起こりがちな感染症の発症を検知するため、発熱の有無をチェックしているのである。

しかし、西洋医学は、日本人の体温がここ半世紀で約1度低下していること、そのことがガンをはじめ種々の病気の発症の要因になっていることには、気づいていないようだ。

そもそも〝体温の低下〟については重要視していないし、歯牙《しが》にもかけていない。

実は、健康を維持し、あらゆる病気を改善するために、一番大切なものが「体温」であるのにもかかわらず。

第2章

紀元前から薬として使われていた生姜

薬として全世界に広まっていった生姜の歴史

生姜はもともとインド原産で学名は“zingiber officinale”という。「zingiber」は、サンスクリット語で「角状」を意味しており、「officinale」は「薬効のある」という意味である。

生姜は、紀元前2世紀には、古代アラビア人により、原産国のインドから海上ルートで古代ギリシャやローマに伝えられた。

陸上ルートでは、インドからトルキスタン、ペルシア、トルコを経由してヨーロッパに運ばれた。

古代ギリシャでは哲学者のピタゴラスが、生姜を消化剤や駆風剤《くふう》（腸内のガスを排出する薬）として用いており、古代ローマ人は、食中毒などの解毒剤として活用していた。

アジアとヨーロッパの香辛料貿易では、何百年にもわたり、最重要商品が胡《こ》椒《しょう》、2番目が生姜であった。生姜はやがてヨーロッパの王家の富と権力の象徴となり、その恩恵にありつけるのは、王家や上流階級の人たちだけであった。

中世以降、生姜はますます高価なものになり、イギリスでは1ポンド（約450g）の生姜が牛1頭とほぼ同じ値段であったという。

「14世紀、ロンドンでペストが流行し、市民の3分の1が死亡した時、生姜を食べることができた貴族階級の人々はほとんど死ななかった」という史実により、

16世紀に入って、ヘンリー8世が「イギリス人はもっと生姜を食べるように」とロンドン市長に命じて作らせたのが、今でもある人形の形をした ginger bread man（生姜クッキー）である。

ルネサンス時代の薬草医のジョン・ジェラードは、「生姜は消化を促す作用があるので、肉料理のソースに用いるとよい。砂糖漬けにして食べると体が温まる。胃腸の病気をはじめあらゆる病気の予防や治療に役立つ」と述べている。

15世紀、カイロで活躍した医師アル・サユティも「生姜は体内のむくみを改善

し、消化を助け、強力な駆風作用を発揮する。また、精力を増進させる。去痰《きょたん》（気管や気管支にたまった痰を除去すること）作用にも優れている。緩下《かんげ》剤の効果が弱い時は、生姜を食べると、その効果が増す、生姜の砂糖菓子は胃の働きをよくし、胃痛を鎮める。生姜は老人の健康増進に重宝である……」と、生姜の効能を具体的に述べている。

18世紀、イギリスの外科医ジェームス・リンドは「生姜の中のビタミンCは長い航海での壊血病《かいけつびょう》（ビタミンC欠乏症で大出血や感染症を起こす病気、当時の船員は壊血病で多数亡くなった）を防いでくれる」と喝破しているが、確かに生姜100g中には2・0mgのビタミンCが含まれている。

ヨーロッパの医学を1000年以上リードしてきたイタリアのサレルノの医学校では「老人はもっと生姜を食べよ。そうすると若い時と同様に愛し愛され、幸せな生活を送れるだろう」と年配者への強壮、強精剤として生姜を奨励している。

ほかにも中世イスラムの説話集である「アラビアン・ナイト」には、生姜は媚

表5　世界各国で用いられている生姜の民間療法

国名	生姜の主な使用目的
アメリカ	発熱、吐気、風邪、ガスによる腹痛、頭痛
イギリス	午前中の気分の低下、心の不調
インド	ガスによる腹痛、頭痛、リウマチ、胃痛、発熱、咳、生理痛、生理不順、結核、糖尿病、肥満
キューバ	生理痛、生理不順、不妊症
サウジアラビア	吐き気、下痢、腹痛、消化不良、むくみ
タイ	吐き気、つわり、腹痛、下痢、消化不良、発熱、頭痛、生理痛、生理不順、出産後の体力低下、心不全
中国	食欲不振、消化不良、生理痛、生理不順
ナイジェリア	けが、感染症
ブラジル	風邪、リウマチなどの痛み
マレーシア	出産後の体力低下
メキシコ	消化不良

薬（性欲を増進させる薬。また、相手に恋心を起こさせる薬）として登場する。

生姜の原産地のインドの伝統医学「アーユルヴェーダ」では「生姜は神からの治療の贈り物であり、万病を治す力がある……」としている。

生姜なしには、漢方は成り立たない

漢方医学では古くから生姜が重宝されていたことが「史記」や「礼記」に記されている。

紀元前500年頃に活躍した、「子曰く……」で有名な儒学の祖・孔子も「食事をする時は、生姜を必ず一緒に食べる」ことにしていたようだ。

約2000年前に書かれた漢方医学の原典の1つ「傷寒論《しょうかんろん》」には「生姜は体内のすべての臓器を刺激して活性化させ、体を温める。代謝を調節し、体内の余分な体液（水毒）を取り除き、駆風をし、消化を助ける。心窩部《しんかぶ》（みぞおち部分）の膨満を防ぐのに役立つ」と書いてある。

表6　生姜を含む主な漢方薬一覧（五十音順）

	漢方薬	効能
①	安中散《アンチユウサン》	胃炎、胃痛、胃アトニー
②	胃苓湯《イレイトウ》	食あたり、下痢、腹痛
③	温経湯《ウンケイトウ》	月経不順、更年期障害、湿疹
④	越婢加朮湯《エツピカジユツトウ》	むくみ、リウマチ、腎炎、ネフローゼ
⑤	黄耆建中湯《オウギケンチユウトウ》	虚弱体質、病後の衰弱、寝汗
⑥	黄連湯《オウレントウ》	胃炎、二日酔い、口内炎
⑦	葛根湯《カツコントウ》	風邪、肩こり、頭痛
⑧	葛根湯加川芎《カツコントウカセンキユウ》辛夷《シンイ》	鼻づまり、慢性鼻炎、ちくのう症
⑨	加味帰脾湯《カミキヒトウ》	貧血、不眠症、不安神経症
⑩	加味逍遥散《カミシヨウヨウサン》	冷え性、更年期障害、冷え、のぼせ
⑪	帰脾湯《キヒトウ》	貧血、不眠症、全身倦怠感
⑫	桂枝加朮附湯《ケイシカジユツブトウ》	冷え性の人の関節痛、神経痛
⑬	桂枝加竜骨牡《ケイシカリユウコツボ》蠣湯《レイトウ》	不眠症、神経衰弱、体力低下
⑭	桂枝湯《ケイシトウ》	体力のない人の風邪（発汗しやすい人）
⑮	桂枝加芍薬湯《ケイシカシヤクヤクトウ》	腹痛、便秘または下痢、しぶり腹
⑯	桂枝人参湯《ケイシニンジントウ》	慢性胃腸炎を伴う頭痛、吐気
⑰	桂枝加芍薬大《ケイシカシヤクヤクダイ》黄湯《オウトウ》	便秘、下痢、しぶり腹
⑱	香蘇散《コウソサン》	胃腸が弱くうつ傾向の人の風邪、食中毒
⑲	五積散《ゴシヤクサン》	冷えで増悪する胃腸病、痛み、更年期障害
⑳	呉茱萸湯《ゴシユユトウ》	偏頭痛、肩こり、嘔吐
㉑	柴陥湯《サイカントウ》	咳、胸痛

㉒	柴《サイ》胡《コ》加《カ》竜《リユウ》骨《コツ》牡《ボ》蠣湯《レイトウ》	高血圧症、不眠症、ヒステリー
㉓	柴《サイ》胡《コ》桂《ケイ》枝《シ》湯《トウ》	慢性肝炎、胆石症、胃炎
㉔	柴《サイ》胡《コ》桂《ケイ》枝《シ》乾《カン》姜《キヨウ》湯《トウ》	体力低下、慢性病、神経症
㉕	柴朴湯《サイボクトウ》	気管支喘息、気管支炎、不安神経症
㉖	柴苓湯《サイレイトウ》	むくみ、下痢、ステロイド剤の副作用、腹水
㉗	四《シ》君《クン》子《シ》湯《トウ》	胃腸虚弱、慢性胃炎、胃のもたれ
㉘	炙甘草湯《シヤカンゾウトウ》	体力の低下した人の動悸、息切れ、易疲労
㉙	十《ジユミ》味《ミ》敗毒湯《ハイドクトウ》	慢性の皮膚病、じんま疹、水虫
㉚	小建中湯《シヨウケンチユウトウ》	小児の虚弱体質、夜尿症、夜泣き
㉛	小《シヨウ》柴《サイ》胡《コ》湯《トウ》	肝炎、気管支炎、慢性胃腸病
㉜	小《シヨウ》柴《サイ》胡《コ》湯《トウ》加《カ》桔《キ》梗《キヨウ》石膏《セツコウ》	慢性咽喉頭炎、扁桃腺炎
㉝	小青竜湯《シヨウセイリユウトウ》	アレルギー性鼻炎、喘息、くしゃみを伴う風邪
㉞	小《シヨウ》半《ハン》夏《ゲ》加《カ》茯《ブク》苓《リヨウ》湯《トウ》	吐気、つわり、めまい
㉟	升《シヨウ》麻《マ》葛根湯《カツコントウ》	風邪、発疹、頭痛
㊱	真《シン》武《ブ》湯《トウ》	下痢、冷え性、風邪をひきやすい
㊲	清肺湯《セイハイトウ》	痰の多く出る咳、嗄声、慢性呼吸器病
㊳	疎経活血湯《ソケイカツケツトウ》	腰痛、筋肉痛（冷えにより増悪）
㊴	大建中湯《ダイケンチユウトウ》	腸閉塞、冷えによる腹痛
㊵	大《ダイ》柴《サイ》胡《コ》湯《トウ》	肥満症、高血圧症、肝機能障害
㊶	大防風湯《ダイボウフウトウ》	関節炎、痛風、リウマチ
㊷	釣藤散《チユウトウサン》	高血圧症、脳動脈硬化症、朝方の頭痛

㊸	当《トウ》帰《キ》四《シ》逆《ギヤク》加《カ》呉《ゴ》茱《シユ》萸《ユ》生《シヨウ》姜《キヨウ》湯《トウ》	冷え性の人の頭痛、腰痛、しもやけ
㊹	当《トウ》帰《キ》湯《トウ》	胸部痛、背部痛
㊺	当《トウ》帰《キ》建《ケン》中《チユウ》湯《トウ》	冷え性の人の生理痛、下肢痛、痔の痛み
㊻	二《ニ》朮《ジユツ》湯《トウ》	五十肩、肩こり、上腕痛
㊼	二《ニ》陳《チン》湯《トウ》	悪心、嘔吐、めまい
㊽	人《ニン》参《ジン》湯《トウ》	食欲不振、慢性胃腸虚弱、つわり
㊾	排《ハイ》膿《ノウ》散《サン》及《キユウ》湯《トウ》	めんちょう、皮膚化膿症
㊿	半《ハン》夏《ゲ》厚《コウ》朴《ボク》湯《トウ》	うつ病、神経性胃炎、のどの異物感
51	半《ハン》夏《ゲ》寫《シヤ》心《シン》湯《トウ》	慢性胃炎、二日酔い、口内炎
52	半《ハン》夏《ゲ》白《ビヤク》朮《ジユツ》天《テン》麻《マ》湯《トウ》	胃腸虚弱の人の下肢の冷え、めまい、頭痛
53	茯《ブク》苓《リヨウ》飲《イン》	胃炎、胃アトニー、胸やけ、吐気
54	茯《ブク》苓《リヨウ》飲《イン》合《ゴウ》半《ハン》夏《ゲ》厚《コウ》朴《ボク》湯《トウ》	不安神経症、つわり、胃炎
55	平《ヘイ》胃《イ》散《サン》	食欲不振、食べ過ぎによる胃腸障害
56	防《ボウ》已《イ》黄《オウ》耆《ギ》湯《トウ》	色白の水太り、関節痛、多汗症
57	防《ボウ》風《フウ》通《ツウ》聖《シヨウ》散《サン》	肥満症、便秘、むくみ
58	補《ホ》中《チユウ》益《エツ》気《キ》湯《トウ》	夏やせ、体力低下、食欲不振
59	六《リツ》君《クン》子《シ》湯《トウ》	胃炎、食欲不振、全身倦怠感
60	苓《リヨウ》姜《キヨウ》朮《ジユツ》甘《カン》湯《トウ》	冷えによる足腰の痛み、夜尿症、夜間頻尿
61	苓《リヨウ》甘《カン》姜《キヨウ》味《ミ》辛《シン》夏《ゲ》仁《ニン》湯《トウ》	水様の鼻水を伴う気管支炎、喘息

また、明《みん》時代に書かれた薬学書「本草綱目《ほんぞうこうもく》」にも「生姜は百邪（万病）を防御する」とある。

我々医師が処方する医療用漢方薬、約200種のうち約60％の漢方薬に生姜が配合されている。「生姜なしには、漢方は成り立たない」「生姜は5000年の治療師」と言われる理由である。

実は低栄養？　生姜の何が体によいのか

生姜100g中の成分としては、セックス・ミネラル（強精作用）として有名な亜鉛が多量に含まれている以外は、むしろ、栄養価の低い食物である。

しかし、「生姜」の驚くべき種々の薬効は、植物内に存在する非栄養の成分「phyto-chemical（ファイト・ケミカル）」＝植物性化学物質によって発揮される。

植物は紫外線、有害昆虫、大気汚染、食べようとして近づいてくる小動物などに対して、逃げも隠れもできない。

表7

生姜の栄養成分（100g中）		
カロリー		31キロカロリー
水分		91.9g
タンパク質		0.9g
脂質		0.1g
糖質		6.3g
食物繊維		2.5g
ミネラル	ナトリウム	4mg
	カリウム	340mg
	カルシウム	12mg
	マグネシウム	28mg
	リン	23mg
	鉄	0.3mg
	亜鉛	400mg
	銅	95mg
ビタミン	A	1ug
	B_1	0.03mg
	B_2	0.03mg
	B_3（ナイアシン）	0.7mg
	C	2.0mg

よって植物体内には、そうした有害物が接近した場合、近づけないように仕向けたり、体内に侵入されても、自身で解毒できたりするような、強力な働きをしてくれる物質が存在している。それが「ファイト・ケミカル」である。

植物の色や香りの成分のほとんどがこのファイト・ケミカルだ。

その代表がよく耳にするポリフェノールである。ポリフェノールのうち、フラボノイドとアントシアニンは色素成分で、フラボノイドが「黄～橙」、アントシアニンが「青～赤」の色をしている。カテキンは、無色であるが、熱や酸素が加わると酸化重合して「タンニン」という苦くて渋い物質に変わり、褐色に変色する。リンゴや桃、バナナの皮をむくと変色するのはこのカテキンのせいで、葉や未熟な果実を虫や小鳥などの小動物から守る働きがある。

その他、カロテン（ニンジン）、リコピン（トマト）、イソフラボン（大豆）、サポニン（小豆）、アピン（セロリ、ナス）、ルチン（茶）、ＭＭＳＣ（キャベ

表8　生姜のファイト・ケミカルの薬理作用

成分		薬理効果
辛味成分	ジンゲロン	血圧上昇、鎮吐（吐き気止め）作用
	ジンゲロール	鎮痛、解熱、健胃、循環促進、血圧降下、胆汁の分泌促進（強肝）作用、コレステロール低下作用
	ショウガオール	鎮痛、解熱、鎮静作用
	カプサイシン	血行促進、抗肥満、抗疼痛、抗炎症、抜け毛予防、殺菌作用
芳香成分	ジンギベロール	血管拡張、血流促進、健胃、強肝、殺菌、抗酸化作用
	ジンギベレン	健胃、去痰、鎮咳、鎮痛、降圧、消臭作用
	クルクミン	胆汁の分泌促進、強肝作用
	ピネン	去痰、殺虫作用
	ボルネオール	消炎、解熱、鎮痛作用
	カンフェン	殺菌、抗ウイルス、抗炎症作用
	カンファー	抗炎症、鎮痛、殺菌、鎮静作用
	シトラール	抗ヒスタミン、抗アレルギー、抗菌作用
	クロロゲン酸	抗糖尿、抗コレステロール、抗腫瘍（大腸、肝臓ガンなど）、消化促進作用
	シネオール	麻酔、殺菌、消炎（特に気管支炎、喉の炎症）、鎮咳、血圧降下作用
	ケルセチン	抗脂血、血圧降下、血栓予防作用

ツ）など体によいと言われる果菜類の有効成分がファイト・ケミカルだ。
生姜の効能は「辛味成分」「香り成分」などを中心とした400種類以上のファイト・ケミカルによって総合的に醸し出されると言ってよい。

第3章

驚きの生姜パワーはこんなにすごい！（日常不調編）

(1)体を温める

生姜のジンゲロン、ジンゲロール、ショウガオール、ジンギベロールなどの成分が血管を拡張し、全身の臓器の血流をよくして体を温め、またその働きを活発にして、気力、体力を高める。

また、副腎髄質を刺激して、アドレナリンの分泌を高めることによって、気力とやる気を増す。

この体を温める効能は、112ページで説明するように、「生姜」を乾燥させたり、加熱したりして用いると、格段に増強する。

1957(昭和32)年に36・9度とされた日本人の腋の下の体温は、今や1度低下し35・8~36・0度くらいだ。高い人でも36・2~36・3度、低い人では34・0度台の人も存在し、驚くことがある。

体温が1度下がると、代謝が約12％落ちるので体内・血液内の糖や脂肪が十分に燃焼されずに燃え残り、高血糖（糖尿病）、高脂血症、脂肪肝、肥満などを起こしやすくなる。

メタボリックシンドローム（メタボ）は「内臓脂肪症候群」と意訳されているが、metabolism＝「代謝」なのだから、「代謝（低下）症候群」が本来の訳であるべきだ。よって「低体温症候群」と換言してもよい。なぜなら「メタボ」の真の原因は低体温であるため、「高」血糖、「高」脂血症、「高」体重＝肥満……が生じてくるのだ。

1度の体温低下で免疫力は約30％低下するので、肺炎、膀胱炎などの感染症やアレルギー、ガンなどの病気も起こしやすくなる。

ガン細胞は35・0度で最も増殖し39・6度以上になると死滅するとされている。

宇宙の物体は冷えると硬くなる。「水」を冷やすと「氷」、食物も冷凍庫に入れると硬くなるように。

よって体温が低くなっているからこそ、動脈硬化や脳梗塞（梗塞は、以前「硬塞」と書いた）、心筋梗塞などの血栓という塊ができる病気が発生するわけだ。

現代の日本人の死因の断トツ1位のガン（これも病ダレに嵒《がん》（癌）と書くように、硬い腫瘍が出来る病気だ）、2位の心筋梗塞、4位の脳梗塞もすべて、冷え＝体温低下が一大要因になっている。

リウマチやクローン病（腸管が鉛のように硬くなる）、皮膚筋炎などの膠原病も「硬くなる」病気だから、体温低下と関係している。

つまり、日本人のあらゆる病気の主な原因であると言ってよい「冷え」「体温低下」を生姜は改善してくれる救世主と言っても過言ではない。

(2)免疫力を高める

免疫力とは文字通り「疫」＝「病気」を免れる力のことで、主に、血液中を遊走している白血球の力のことをいう。白血球は血液1㎣中に4000～8000個存在している。

白血球は10～20μm《マイクロメートル》（1μm＝1／1000㎜）の大きさの単細胞生物である。地球上に最初に出現したアメーバ様の単細胞生物が分化、分裂、増殖して多細胞生物が出現し、その進化の頂点にヒトがいる。アメーバ様の始原生命が分化、分裂せず、そのまま血液という海の中にとどまっているのが、白血球と言ってよい。

白血球にも表9に示すように、いくつかの種類がある。

「生姜」の温め効果により、それぞれの白血球の働きが活発になり、免疫力が高まる。特に、顆粒《かりゅう》球《きゅう》の数は、増加し、その働きが促進される。

(3)むくみをとる

心筋（心臓の筋肉）を刺激し、心筋の収縮力を強めることにより、腎血流を増

表9

<table>
<tr><th colspan="2">白血球の構成</th><th>働き</th></tr>
<tr><td rowspan="3">顆粒球（約60％）</td><td>好中球</td><td>細菌の貪食・殺菌、血液中の老廃物の処理</td></tr>
<tr><td>好酸球</td><td>５％以下。アレルギー反応の原因物質のヒスタミンを中和し、アレルギー疾患の治癒を促進</td></tr>
<tr><td>好塩基球</td><td>２％以下。ヘパリンを放出して血栓を防いだり脂肪を低下させる</td></tr>
<tr><td rowspan="5">リンパ球（約30％）</td><td>B細胞</td><td>抗体（免疫グロブリン）を作って、ミサイルのように病原菌その他の抗原に向かって発射・攻撃</td></tr>
<tr><td>ヘルパーT細胞</td><td>免疫システムの司令塔。キラーT細胞の成長を助けたり、B細胞に抗体の産生を命令</td></tr>
<tr><td>キラーT細胞</td><td>ウイルスに感染した細胞を直接破壊</td></tr>
<tr><td>NK細胞</td><td>マクロファージと似た働きをする。特にガン細胞の攻撃</td></tr>
<tr><td>サプレッサーT細胞</td><td>免疫細胞が外敵を全滅させると、キラーT細胞やB細胞にそれを知らせ、戦争を終結させる</td></tr>
<tr><td colspan="2">マクロファージ（約5％）</td><td>体内に侵入したホコリ、死滅した細胞、血管内壁のコレステロールなど、何でも食べるスカベンジャー（掃除屋）。血液内以外にも、肺・脳・肝臓・腸などに存在。サイトカイン（白血球生理活性物質）を放出してガン細胞を攻撃。抗原（病原菌など）を完全に破壊できなかった場合、ヘルパーT細胞に緊急事態を知らせ、免疫システムの奮起を促す</td></tr>
</table>

図10　白血球が細菌・ウイルスと戦うプロセス

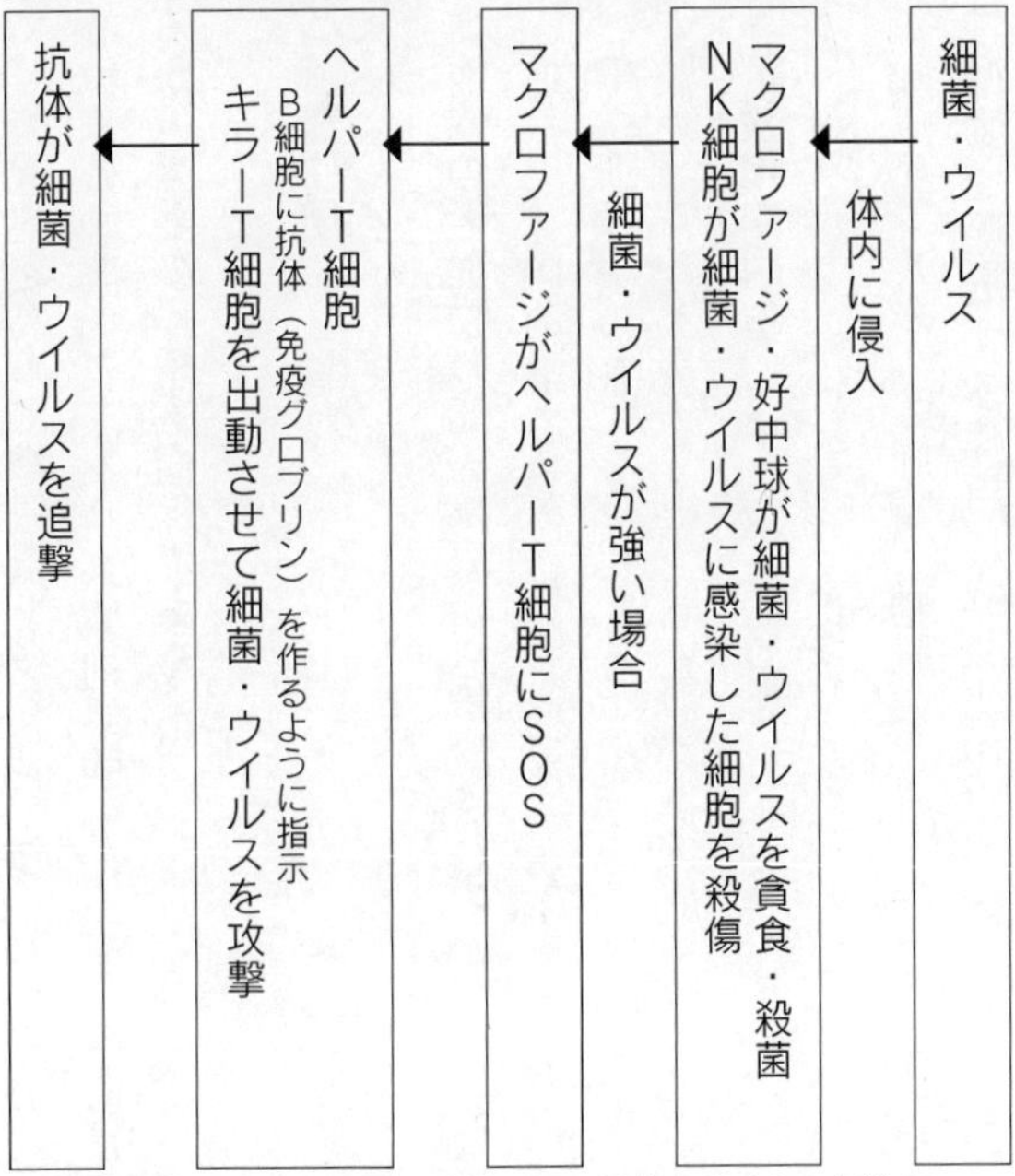
細菌・ウイルス
体内に侵入
マクロファージ・好中球が細菌・ウイルスを貪食・殺菌
NK細胞が細菌・ウイルスに感染した細胞を殺傷
細菌・ウイルスが強い場合
マクロファージがヘルパーT細胞にSOS
ヘルパーT細胞
B細胞に抗体（免疫グロブリン）を作るように指示
キラーT細胞を出動させて細菌・ウイルスを攻撃
抗体が細菌・ウイルスを追撃

白血球は体を守る「軍隊」。手分けして細菌やウイルスと戦う。

して、腎機能を高めて排尿量を多くし、むくみをとる。

心臓病の妙薬「ジギタリス製剤（強心作用）」の間接作用として、利尿作用があるが、生姜の作用も同様である。

(4)解毒作用

血液内の老廃物の90％は尿から排泄されるが、生姜は排尿、排便、発汗を促して、血液、体内の老廃物を排泄し、漢方で言う「万病一元、血液の汚れから生ず」の「血液の汚れ」を浄化する。

(5)抗酸化作用(アンチエイジング)

炎症、アレルギー、腫瘍、動脈硬化……等々の万病や老化の一大要因とされる活性酸素を除去する作用（抗酸化作用）は、ビタミンA、C、E、カテキン

（茶）、レスベラトロール（ブドウ）などのポリフェノール、βーカロテン（ニンジン）、リコピン（トマト）などがよく知られている。

胡椒、ワサビ、七味唐辛子、山椒等々の薬味は、強力な抗酸化作用を有しているが、その中でも生姜は最高の抗酸化力を有している。

１９９０年から米国国立ガン研究所が行なっているデザイナー・フーズ・プログラムは、ガン予防効果の可能性があるとされる約40種類の食物を重要度の度合いによって「ピラミッド方式」で示したものである（図11）。

予防効果の基準は、主に「抗酸化作用」の強弱によって決められている。64ページの図11からも生姜の抗ガン効果がトップレベルにあることが見てとれる。

図11　ガン予防の効果がある食品のピラミッド

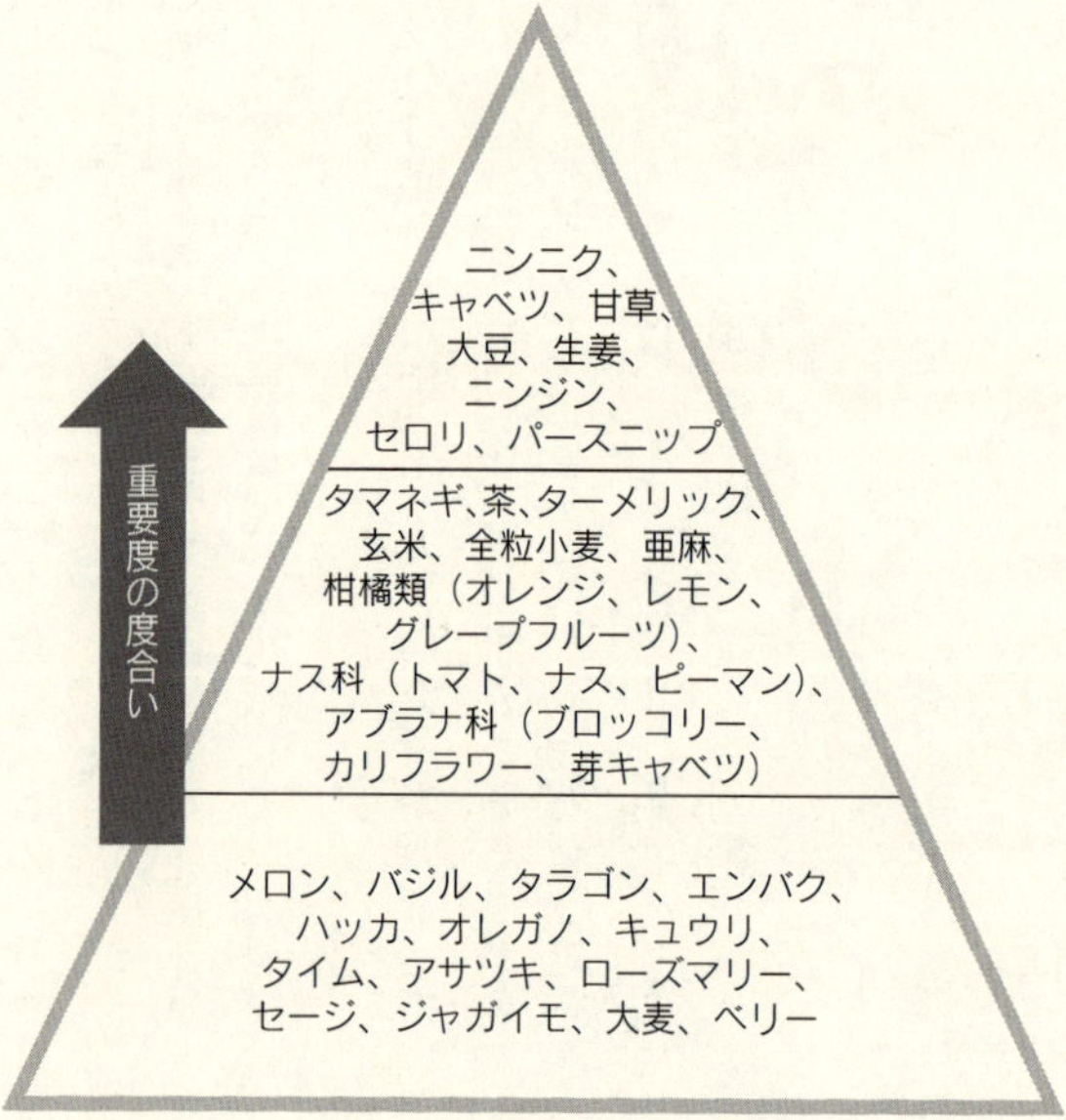

1990年米国国立ガン研究所
デザイナー・フーズ・プログラム

(6)消化吸収を高める

生姜は、胃腸の内壁の血液循環をよくして、胃腸の働きを促し、消化吸収能力を高める。また、胆汁の分泌をよくして、脂肪の消化吸収を促す。

生姜に含まれる芳香成分のジンギベイン（zingibain）は、パパイン（パパイヤに含まれる）やブロメリン（パイナップルに含まれる）に匹敵するほどの強力なタンパク質分解酵素である。肉の軟化や中華料理の肉料理に生姜が多用される理由であろう。

(7)不妊を改善

生姜は男性の精子の運動率を高め、また、女性の生理不順を改善して、不妊症に奏効する。

イタリアのサレルノの医学校で「老人はもっと生姜を食べよ。そうすると、若い時と同様に愛し愛され、幸せな生活を送れるだろう」と年配者への強壮・強精剤として生姜を奨励している。

中国、キューバ、インド、タイなどで、生姜は生理不順、生理痛の妙薬として重宝されてきたのも、長年の経験からの知恵であろう。

漢方医学には、「相似の理論」という荒唐無稽《こうとうむけい》のようで、宇宙の真理を言いあてている考え方がある。

簡単にいうと「形の似たものは、似たような働きがある」というもので、「飛行機は鳥に似せて作ってあるし、船は魚に似せてある」ということだ。

人間の臍《へそ》より下の下半身は、植物の根に相似する。

年齢とともに足がむくむ、脚がつる、腰や膝《ひざ》が痛む、頻尿やインポテンツで悩むなど下半身に症状が出てくることが多い。「老化は足から」なのである。

よって老化を防ぐには、ゴボウ、ニンジン、レンコン、ネギ、タマネギ、山芋などの根の「生薬」をしっかり食べるとよい。そういう意味で「生姜」も土の中の塊茎《かいけい》を食するのだから、下半身を強くする。足腰を強くするだけでなく、臍より下に納まっている子宮、卵巣、睾丸などの生殖器の力も強くするのである。

ちなみに足腰の痛み、むくみ、しびれ、頻尿、下肢のつり、インポテンツ、老眼、白内障、疲れ目、耳鳴り、難聴（目と耳の力は下半身の弱りと比例して弱る）に効く漢方薬の八味地黄丸《ハチミジオウガン》は8つの生薬から成っており、5つまでが山薬（山芋）をはじめ根の生薬で構成されている。

(8)解熱作用

生姜は、古典的な解熱鎮痛剤であり、今なお使われているアスピリンの80％程度の解熱効果がある。

ナポリ大学のN・マスコーロ博士によると、生姜の薬効成分が「プロスタグラ

表12　生姜の痛みに対する効果

	著効	効果あり	やや効果あり	効果なし
リウマチ	75%	11%	4%	10%
関節炎	55%	22%	11%	12%

ンディン（痛みや発熱などに関するホルモン様物質）」の生成を抑えることにより解熱を促すという。

アスピリンの解熱作用は、主に「温熱発散増加」つまり発汗によるが、生姜の解熱作用もプロスタグランディンの生成抑制のほかに、発汗・解熱作用に依存していると思われる。

(9) 鎮痛・消炎作用

デンマークのスリワスタワ博士は、1日に3〜10gの生姜の乾燥粉末を痛みのある患者に投与して、表12のような効果を得ている。

さて人体のあらゆる臓器、器官は血液が運んでくる酸素、水、種々の栄養素、免疫物質等々でそれぞれの働きを遂行している。

しかし、動脈硬化や「冷え」などで、血管が狭細化したり、収縮したりして血行が悪くなり、その臓器・器官組織への栄養・酸素等の補給が少なくなると、その部分の細胞から「プロスタグランディン」や「ブラジキニン」など、血管を拡げて血行をよくする物質を産生して分泌し、血流をよくしようとする。

しかし、血行をよくしてくれる「プロスタグランディン」や「ブラジキニン」は、同時に痛みを起こす物質でもある。

よって「痛み」は、冷えた部分や血行が悪い部分に発生する。心筋へ血液を送る冠動脈が動脈硬化により細くなって起こる労作《ろうさ》性《せい》狭心症《きょうしんしょう》や明け方や緊張・ストレス時に冠動脈が収縮して起こる異型狭心症の発作時に、胸痛が発生する。その時は、思わず手の平を胸に当てて、温めようとするものだ。腹痛や腰痛の時も患部に手を当てる。つまり、これが「お手当」＝「治療」の語源になった。

つまり、たいていの痛みが、患部を温湿布で温めたり、入浴で体全体を温めたりすると軽減するのである。

生姜の鎮痛効果は血管を拡張して、体と患部を温める作用とプロスタグランディンやブラジキニンの産生を抑制する作用によって発揮されると思われる。この鎮痛効果は、アスピリンやインドメタシンなどの消炎・鎮痛剤の効果に匹敵するが、こうした化学薬品は、胃炎や胃潰瘍、発疹、血小板減少（出血）、白血球減少（感染症）などの副作用を起こす可能性がある。

陸上の王者と言われた米国のカール・ルイスは生姜のサプリメントを愛用し、激しい練習による関節や筋肉の痛み、炎症に備えていたという。

(10)咳を止める

そもそも咳は、痰《たん》を肺胞、気管支から体外へ排泄するための反応である。痰は風邪や気管支炎の原因となるウイルスや細菌などの病原菌とそれと戦った白血球の死骸、それに気管支や肺内の老廃物などから成っている。

咳もひどくなると「息がしづらい」「眠れない」等々の症状のほかにも、肋骨を骨折したりすることも稀にある。

そんな時は、呼吸中枢を麻痺させて、とりあえず咳だけは止めるリン酸コデイン等の化学薬品も必要となる。しかし、それは根本治療ではない。

その点、生姜の鎮咳《ちんがい》作用は、去痰《きょたん》を促し、咳を出す必要のない状態にすることによって咳を止めてくれる。また、咳・痰の根本原因である風邪や気管支炎のウイルスや細菌を殺して、咳・痰を根本的に治してくれる。

(11)吐き気を止める

鎮吐《ちんと》作用の主役は、ジンゲロンである。

抗ガン剤による副作用に激しい嘔吐があるが、その嘔吐に生姜湯や生姜紅茶は著効を呈する。

デンマークの水兵80人を使った実験で、生姜は船酔いを防ぐことがわかっている。

米国のアラバマ大学からは、船酔い、つわり、抗ガン剤による吐き気に対して、生姜が著しく有効だという研究結果が発表されている。

また、ロンドンのセント・バーソロミュー病院は「手術後の麻酔からさめた患者の激しい吐き気に対して、鎮吐剤を処方するより、生姜を飲ませた方が効果的である」と発表している。

「ヨーロッパ産婦人科学会誌」に「毎日1gの生姜粉末を、つわり症状のひどい30人の妊婦に飲ませたら、著効を呈した」という論文が掲載されたこともある。

(12)抗菌、抗ウイルス、抗真菌、抗寄生虫作用

生姜は、風邪のウイルスや気管支炎、肺炎などを起こす細菌類、大腸菌、サルモネラ菌、黄色ブドウ球菌などの食中毒菌に対する殺菌効果を持っている。また、カンジダや水虫などの真菌に対しても抗菌作用がある。

さらに、回虫、フィラリアなどの寄生虫を駆逐する働きもある。

「アニサキス」が寄生した魚を生で食べることで胃腸に入ってくると、激しい腹痛発作を起こすことがある。このアニサキスも生姜がやっつけてくれる。よって寿司屋のガリは大いに食べるべきだ。

また、中国の山東省の病院で「赤痢患者に生姜10gと黒砂糖を混ぜた湯を毎日飲ませたところ、70％の患者が5日以内に治癒した」という報告が出ている。

刺身にはワサビ、うなぎには山椒、肉料理には胡椒などの薬味が用いられるが、こうした薬味には、消化促進作用や殺菌作用がある。

肺炎、腸炎、胆のう炎、膀胱炎などの原因になる細菌類には、抗生物質が用いられる。A・フレミングが抗菌的に働く物質が青カビの中に存在することを発見したことが端緒になって、感染症に対する抗生物質療法の幕が開いた。

2015年のノーベル医学・生理学賞に輝いた大村智《さとし》博士の研究は、1975年静岡県伊東市のゴルフ場の土壌中で見つけた放線菌から寄生虫や昆虫を麻痺させる働きをもつ抗生物質＝エバーメクチンを発見したことから始まった。

その後、米国の製薬会社メルクと協同して、エバーメクチンから寄生虫駆除剤「イベルメクチン」を開発。

イベルメクチンは後にアフリカの風土病の1つで失明の危険もある「オンコセルカ症」の特効薬になることがわかり、何億人もの人々を失明の危機から救ったことでノーベル賞が授与された。


こうした例を見ると人間や動物の病気の原因（菌やウイルス、寄生虫……）を防御する物質は、必ず自然界の中に存在することがわかる。

ちなみに下記の食物に有効な物質があることが明らかにされている。

食品名（作用物質）
ワサビ（カラシ油配糖体《はいとうたい》）——大腸菌、黄色ブドウ菌、緑膿菌《りょくのうきん》に対する抗菌作用

山椒（メタノール、サンショール）——回虫に対する殺虫作用、アカイエカに対する殺虫作用

胡椒（辛味成分＝ピペリン）——抗炎症作用

⒀めまいに効く

生姜は、平衡感覚を司っている内耳《ないじ》の血行をよくして、その働きを活発にし、「めまい」「耳鳴り」を防いだり、改善したりする。

米国、ユタ州のブリガム・ヤング大学で「被検者を回転椅子に座らせて、6分間回す」という実験をしたところ、

（1）「ドラマミン」（めまい止めの薬）を投与したグループ12人は「めまい」の

ため平均1分でダウン

（2）30分前に1gの粉末生姜を与えたグループは、12人全員が6分間の回転に耐えた

という結果が得られた。

めまい、耳鳴りは、漢方医学では、水毒（体内に余分な水分が貯溜）の一症状と考える。内耳の蝸牛管《かぎゅう》（かたつむり状の器官）の中のリンパ液（という水分）が多くなり過ぎると、海水浴で耳に水が入った時のように耳鳴りが生じるし、リンパ液による平衡感覚機能の低下で、めまいが起こる。

よって日頃、めまい、耳鳴り、それに難聴で悩む人は、お茶や水など水分を多く摂るのに、運動や入浴による発汗や排尿を十分にしない人がほとんどだ。

漢方医学では、めまい、耳鳴り、難聴に対して排尿を促して、体内の余分な水

分を排泄する「茯苓《ブクリョウ》（サルノコシカケ）」「白朮《ビャクジュツ》（キク科）」と内耳の血行をよくする「桂枝《ケイシ》（シナモン）」から成る「苓桂朮甘湯《リョウケイジュツカントウ》」を処方する。

生姜には、苓桂朮甘湯と同様の働きがある。

第4章

驚きの生姜パワーはこんなにすごい！（特別疾患編）

⒁血圧を下げる

生姜は、高血圧に対しては、心筋の収縮力を高めて、脈拍をゆっくりと低下させ、同時に血管を拡張させることにより、血圧を下げる。

低血圧に対しては、心筋の収縮力を強め、また、気力を高めることによって、血圧を上昇させる。

2000年より前までは、上（収縮期）の血圧が160㎜Hg以上、下（拡張期）の血圧が95㎜Hg以上が「高血圧」とされた。

しかしその年、140／90㎜Hg以上は「高血圧」と変更され、すぐに薬が処方されることが多くなった。

1980年に実施された厚生省（現・厚生労働省）の「循環器疾患基礎調査」では、対象者1万人（無作為に抽出された30歳以上の男女）に対して、その後14

年間に及ぶ追跡調査が行われた。

14年後、脳卒中や心筋梗塞、骨折その他の理由により、人の助けを借りなければ自分の身の回りのことができない人と、ずっと健康であったか、病気にかかっても自立できないほどの後遺症が残っていない人について調べられた。

すると上の血圧が119～180㎜Hg、下の血圧が69～110㎜Hgのいずれの血圧の人も降圧剤を飲んでいる人の方が、飲んでいない人より自立度が低いことがわかった。

また、降圧剤を飲んで上の血圧が120～140㎜Hg未満の「正常血圧」を保っていた人は、降圧剤を飲まずに160～170㎜Hgもある人より自立度が低かった、という結果が出た。

血圧は全身60兆個の細胞に種々の栄養素、酸素、水、免疫物質を送り込む力である。よってやみくもに血圧を下げればよいというものではない。

動脈硬化で血管が狭くなったり、体が冷えたりすることで血管が収縮すると、心臓はいつも通りの量の血液を送り出すために、力を入れて血圧を上げる。

よって高血圧に対して、心臓の力を弱めて血圧を下げるような西洋医学の降圧剤より、体を温めて血管を拡張させて、血圧を下げる「生姜」の降圧作用の方が、より理にかなっている。

ちなみに日本人間ドック学会は、２０１４年４月に高血圧の検査基準の数値が厳し過ぎるとの指摘を受け「２０１１年に人間ドックを受けた約１５０万人のうち、病気にかかっていなくて薬を飲んでいない極めて健康な男女１万人を対象に分析した結果、血圧　上＝１４７㎜Hg、下＝94㎜Hgまでを正常」とする新基準を発表した。

コレステロール、中性脂肪、血糖、尿酸……などの正常値も臨床医学（内科など）で決められている基準値よりもずっと余裕がある。

表13　日本人間ドック学会の「新基準値（中間報告）」と「従来の基準値」

		単位（性別）		新基準値（年齢）	現基準	意義や疑いのある病気
肥満度	BMI　体重(kg)÷身長(m)÷身長(m)		男	18.5-27.7	25未満	
			女	16.8-26.1		
血圧	収縮期（上）	mmHg		88-147	129以下	高い…高血圧
	拡張期（下）	mmHg		51-94	84以下	
糖尿	空腹時血糖	mg/dℓ	男	83-114	99未満	高い…糖尿病
			女	78-106		
	HbA1c	%	男	4.97-6.03	5.5未満	2～3ヵ月の血糖値の平均を表す検査。高い…糖尿病
			女	4.83-5.83（30-44歳）		
				4.96-6.03（45-64歳）		
				5.11-6.20（65-80歳）		
脂肪	総コレステロール	mg/dℓ	男	151-254	140～199	高値…脂質代謝異常、動脈硬化
			女	145-238（30-44歳）		
				163-273（45-64歳）		
				175-280（65-80歳）		
	LDLコレステロール（悪玉）	mg/dℓ	男	72-178	60～119	高値…動脈硬化、血栓症（心筋梗塞、脳梗塞）
			女	61-152（30-44歳）		
				73-183（45-64歳）		
				84-190（65-80歳）		
	中性脂肪	mg/dℓ	男	39-198	30～149	高値…動脈硬化、糖尿病
			女	32-134		
肝機能	GPT（ALT）	U/L	男	10-37	0～30	高値…肝機能障害（肝炎、肝ガン、脂肪肝）
			女	8-25		
	γ-GTP	U/L	男	12-84	0～50	高値…アルコール過飲、胆汁うっ滞性肝障害
			女	9-40		
腎機能	クレアチニン	mg/dℓ	男	0.66-1.08	1.0未満	高値…腎機能障害
			女	0.47-0.82	0.7未満	
	尿酸	mg/dℓ	男	3.6-7.9	2.1～7.0	高値…痛風
			女	2.6-5.9		

(15)心臓の働きを強くする

生姜は、心筋を刺激することにより、心筋の収縮力を強め、脈拍をゆっくりと低下させる。

血圧も10〜15㎜Hgくらい下がることが多い（ただし低血圧の人の血圧を下げることはない）。

むくみ、肺水腫《はいすいしゅ》（水様痰を喀出）、うっ血肝……など、全身に浮腫（むくみ）を伴う心臓病の最終病態である、「うっ血性心不全」の妙薬として重用されてきた「ジギタリス製剤（ジキトキシン、ジゴキシン）」の強心作用と生姜の強心作用は酷似している。

(16)抗生物質の働きを高める

生姜は、種々の細菌に対して抗菌的に働くほか、白血球を刺激して活性化させることにより、抗生物質の働きを高める。よって抗生物質の量を少なくすることができる。

(17)血中コレステロールを低下させる

１９８５年、京都大学の山原修二博士らは、「生姜に含まれるジンゲロールの胆汁排泄促進作用により、血液中のコレステロールが低下する」との研究を発表された。

今、日本で年間２６００億円ものスタンチン製剤（商品名：メバロチンなど）が高コレステロール血症の治療に用いられている。

田部昌弘博士は、生姜に含まれている「ジテルペン系成分」が肝臓におけるコレステロールの合成を抑制することにより、「生姜が血中コレステロールを低下させる」ことを実験で確認されている。

この「ジテルペン系成分」の構造式とコレステロール合成阻害剤の「スタンチン製剤（ロベスタチン、プラノベスタチン）」の構造式は、酷似しているという。「スタンチン製剤」は稀に、肝臓機能障害や筋肉融解症（筋肉が溶ける前に、筋肉痛が出現。血液検査ではCPK＝クレアチンフォスフォカイネースの値上昇）などの副作用が出現する。その点、生姜によるコレステロール低下作用には、そうした副作用は発症しないだけでなく、第3章で紹介した恩恵を受けられる。

(18)血栓症を防ぐ

「生姜は血小板の粘稠性《ねんちゅう》（粘り気）を抑えて、その凝集《ぎょうしゅう》を抑制し、血栓を防ぎ、脳梗塞、心筋梗塞などの血栓症を予防、改善する」とデンマークのオーゼンセ大学のスリワスタワ博士は述べている。

この抗凝固作用は、血栓症に頻用《ひんよう》されるワーファリンやアスピリン（小児用バファリン）のように、出血傾向をもたらすこともないし、胃潰瘍、白血球減少などの副作用も出現しない。

日本人の死因の２位である心筋梗塞（約20万人）と４位である脳梗塞（約12万人）の大部分が血栓症であるので、「毎日２ℓの水分を摂るように」「こまめに水分を補給するように」などという指導がなされ始めてから、もう20年以上にもなる。

しかしこの間、血栓症は減るどころか着実に増加の一途を辿っている。

水をたくさん摂っても胃腸から血液に吸収された水分はすぐに尿として排泄される。血液中の水分は常に一定に保たれている（恒常性）からだ。

血栓はコレステロール、中性脂肪、フィブリン（タンパク質）、赤血球が血小板によって固められてできる。水分を多く摂り、一時的に血液中の水分が多くなっても、すぐ尿として水分は出ていくが、その時、血栓の中身であるコレステロール、中性脂肪、フィブリン、血小板を一緒に尿として排泄することはない。

よって水分を摂っても血栓予防にはならないのである。

血栓という塊が、36・5度前後とされる温かい体温の中でできるのは、体が冷えているからにほかならない。あたかも水を冷やすと、氷になるように、すべての物質は冷えると硬くなるのだから。

「雨に濡れると体が冷える」し、冷却水という言葉があるように、飲みたくもない水分を無理して摂ると体が冷え、むしろ血栓ができやすくなる、という心配もある。

生姜の血栓予防効果は「血小板の粘稠性を抑える」ほかに「体そのものを温めて血栓を溶かす」ことによってもたらされると言ってよい。

氷や冷凍した食物に熱を加えると溶けて軟らかくなるのと同じ理屈だ。

入浴して体が温まると血栓溶解酵素であるプラスミンの産生が高まる。これも「体温め」効果の1つの現象である。

食物の中にも血栓を溶かす成分をもつものがある。

ナットウキナーゼを含む納豆、タウリンを含むエビ、カニ、イカ、タコ、貝、牡蠣、明太子、イクラなどの魚介類、EPAを含むアジ、サバ、イワシなどの青魚、硫化アリルを含むニラ、ニンニク、ネギ、タマネギ、ラッキョウ、などのユリ科の植物などである。

(19)抗潰瘍作用

生姜には、数種類の抗潰瘍成分が含有《がんゆう》されていることが、明らかにされている。

胃潰瘍の原因菌とされるヘリコバクター・ピロリ菌に対する抗菌作用もある。ピロリ菌が存在すると、「胃潰瘍や胃ガンにかかりやすい」として、西洋医学では抗生物質を使って除菌療法が行なわれる。その結果、善玉の腸内細菌（乳酸菌、ビフィズス菌など）を減少させ、下痢や便秘、食欲不振などの胃腸症状が出現することもよくある。その点、毎日の生姜の愛用により行われるピロリ菌の除菌効果は、こうした副作用がない上、生姜の健胃効果ほか、第3章で紹介した種々の効能の恩恵を得られるのでありがたい。

抗潰瘍作用で有名なのはキャベツに含まれるビタミンU（別名：キャベジン）である。

1948年、米国、スタンフォード大学の外科医、チェイニー教授が、手術ができないほど重症の胃潰瘍患者の治療に手こずっている時、ヨーロッパのある地域ではキャベツの汁を胃潰瘍患者に飲ませて治療する民間療法があることを聞きつけた。

ウソだと思ってキャベツ汁を飲ませたところ、「難治の胃潰瘍患者がすべて治った」ことから発見されたのが、ビタミンUである。「U」は潰瘍を表す英語、Ulcerの頭文字からきている。

キャベツにカツオ節と醬油、または生姜酢（8ページ参照）を加えて毎食、食べるとよい。または、キャベツと生姜のサラダもおすすめだ。

⑳「うつ」に効く

「生姜」には脳の血流と気の流れをよくすることにより、気分の落ち込みを防ぐ作用がある。

漢方医学では２０００年も前から、生姜やシソの葉は、「気を開く（うつをよくする）」作用があるとして重用されてきた。

うつ、自律神経失調症、不安、不眠、神経症、胃炎、咳、嗄声《させい》（しわがれ声）などに処方される「半夏厚朴湯《ハンゲコウボクトウ》」は生姜とシソの葉が含まれている。

もともと、こうした精神、神経疾患は「気」の力の低下から起こる。

「気」とは、「働きはあっても形のないもの」と定義される。空気、電気、気圧、やる気、気分……などを考えれば、その通りだ。

漢方医学では、「気」には「先天の気（生まれつき持ち合わせている気）」と「後天の気」があり「後天の気」は、「天の気」と「地の気」から成るとする。

「天の気」は呼吸によって体内に取り入れられ、「地の気」は食べ物から取り入れられる。「先天の気」と「後天の気」が合わさったものが「元気」である。

気の通り道が、脈絡と経絡《けいらく》でその交差点が「ツボ」である。よって疲れた時、体調不良の時、このツボを刺激すると、気の流れがよくなって元気を取り戻せることが少なくない。

「気」は古代ギリシャ医学の「pneuma（プネウマ）」とほぼ同義で、宇宙のエネルギーであり、小宇宙に例えられる人体の生命のエネルギーでもある。

心電図や筋電図、脳波などからみてわかるように、人体の臓器、生命の営みの根源は、電「気」現象である。

ラジオ、テレビ、電話はもとより、最近はありとあらゆる情報が、ネットを通して得られるが、その作用、働きの根源にあるのは電「気」である。

「うつ」とは、体内の特に脳のエネルギーである「気の力」の低下した状態である。

その低下した気の力を強くしてくれるのが「生姜」や「シソの葉」である。「ginger」に「元気」の意味があるのは、イギリス人も生姜の作用の本質を感得していたのであろう。

自殺する人の90％は、「うつ」か「うつ状態」であるという。

うつ病や自殺は、ハンガリー、フィンランド、スウェーデンなどの北欧や日本では秋田県、新潟県、岩手県、青森県などの北日本に多い。

また、季節では11月から3月に多く、1日のうちで一番自殺が多い時間帯は、午前3時から5時の体温と気温が一番低くなる時刻である。

「うつ」の人は、体温、気温の低い午前中は不調で、体温、気温が上昇してくる午後は気分が回復することが少なくない。

よって「うつ」は「冷え」「低体温」の病気であることがわかる。

生姜は体を温め、脳の血流をよくして「うつ」を防ぎ、改善するのである。

(21)ガン細胞の自殺を促す

ガン細胞が宿っている人体が、飢餓（極端な空腹）や発熱（40度以上の高熱）に数日間さらされ、ガン細胞の生存条件が悪くなるとガン細胞は〝自殺〟する。これを医学専門用語で「Apoptosis（アポトーシス）」＝「ガン細胞の自殺」という。

しかし、こうしたつらい目にあわなくても、生姜のジンゲロン、ショウガオール、ジンゲロールなどの辛味成分がガン細胞のアポトーシスを促進してくれるという。

米国、ミネソタ大学のアン・ボード博士とジガン・ドン博士は「大腸ガンを植えつけたマウスに生姜の抽出液を混ぜた餌を与え、15日後に調べたところ、

・普通の餌を与えたマウス……平均13個の腫瘍
・生姜の抽出液を混ぜた餌を与えたマウス……平均4個の腫瘍

が、発生していた」と米国ガン研究学会で発表した。

米国ミシガン大学の総合ガンセンターのJ・レベッカ・リュウ助教授らは、米国ガン学会で「生姜が卵巣ガンの細胞を死滅させる」と発表している。

それによると「スパイス売り場にある普通の生姜の粉を溶かして、実験室で卵巣ガン細胞に加えたところ、卵巣ガンの細胞が死滅した」という。

卵巣ガン細胞の死滅方法としては、

①アポトーシスという様式
②自己融解（細胞自身が自らを消化してしまう）という様式

の両者が働いていた、と考えられるとのこと。

さらに生姜は「ガン細胞が抗ガン剤に抵抗力（耐性）をもつようになることを

妨げる」という可能性もあるという。

たまたま大腸ガンや卵巣ガンで実験がなされているが、ガンの性質はどのガンでも共通しているのだから、生姜の「抗ガン効果」はあらゆるガンで認められる、と考えてよい。

生姜は、抗ガン剤による治療で起こる副作用の「吐き気」「気力、体力、食欲の低下」を軽減するし、白血球の減少からくる肺炎、膀胱炎《ぼうこうえん》、肝膿瘍《かんのうよう》、敗血症などの感染症の防御にも、強力な力を発揮する。

現代医学が混迷を深めている。特に、ガンの予防・治療の面においては目も当てられない惨状である。

1975（昭和50）年の医師数は約13万人、ガンで亡くなる人も約13万人であった。その後、40年で医師数は31万人に増加し、ガンに関する研究・治療は、長足の進歩を遂げたとされるのに、昨年、ガンで亡くなった人は36万人と激増している。

1960（昭和35）年から毎年9月は「ガン征圧月間」と銘打ち、官民あげてガン対策を啓蒙《けいもう》しているのに、この有り様である。

しかも、毎年、医療費を40兆円以上費やしている。40兆円はつい最近、ギリシャが破たんしかけた借金額と同じである。1兆円は、約3000年前の縄文時代から、毎日（毎年ではない！）100万円ずつ3000年間使い続けて達成される額で、気の遠くなるような天文学的な数字である。

その40倍の医療費を毎年、費消《ひしょう》し、医師たちも過酷な労働を強《し》いられながら、懸命な治療を行なっているのにこの様なのである。ということは、ガンのみならず病気に対する西洋医学的な方策、論理が的を外れているのではないか、という素朴な疑問が湧いてくる。

一般の人々の潜在意識下にも、そうした漠《ばく》とした不審や疑念があるからであろう、『医者に殺されない47の心得』（アスコム）という度肝を抜くタイトルの近藤

表14　性別にみた死因順位別死亡数・死亡率（人口10万対）

	平成25（2013）年*								
	総数			男			女		
		死亡数	死亡率		死亡数	死亡率		死亡数	死亡率
全死因		1,268,432	1009.1		658,679	1076.5		609,753	945.1
悪性新生物	1	364,721	290.1	1	216,883	354.5	1	147,838	229.1
心疾患	2	196,547	156.4	2	91,333	149.3	2	105,214	163.1
肺炎	3	122,880	97.8	3	66,307	108.4	4	56,573	87.7
脳血管疾患	4	118,286	94.1	4	56,678	92.6	3	61,608	95.5
老衰	5	69,684	55.4	7	16,807	27.5	5	52,877	82.0
不慮の事故	6	39,435	31.4	5	22,998	37.6	6	16,437	25.5
自殺	7	26,038	20.7	6	18,146	29.7	8	7,892	12.2
腎不全	8	25,074	19.9	9	11,984	19.6	7	13,090	20.3
慢性閉塞性肺疾患	9	16,408	13.1	8	13,037	21.3	20	3,371	5.2
大動脈瘤及び解離	10	16,073	12.8	11	8,384	13.7	9	7,689	11.9

資料　厚生労働省「人口動態統計」

注　1）（　）内の数字は死因順位を示す。

2）男の10位は「肝疾患」で死亡数は10,341、死亡率は16.9である。

3）女の10位は「血管性及び詳細不明の認知症」で死亡数は7,281、死亡率は11.3である。

4）平成24年の総合10位は「肝疾患」で死亡数は15,980、死亡率は12.7である。

＊概数である。

誠医師の本が120万部超のベストセラーになるのである。

その本で近藤先生は、「ガンは治療しない方が一番長生きする。その前にガンを（検査で）発見しないのが一番よい……」というような主張をされている。一般の医師からすると、とても容認できない「本のタイトル」と「主張」ではあるが、120万人もの人が、この本を手にしたということは一種の社会現象であり、一般の人々の医療、特にガン医療に対する不信の表れを示唆している。

平均寿命が男性＝81歳、女性＝87歳とされる今日、ガンで若死にする人が後を絶たない。仮に男女の平均寿命を85歳とし、1世代＝30年を引いた「55歳」以下での死を若死にとしよう。

今年（2015年）だけでも左記の有名人が若死にされている。ちなみに大内さんの喪主はお母さんで、黒木さんの喪主はお父さんである。つまり親が子の葬儀をするという「逆さ仏現象」である。

ガンの三大療法として、手術、放射線、抗ガン剤による療法がなされている。

こうした西洋医学的療法だけを受けて治癒し、元気に過ごしている人もいらっしゃるが、むしろ大半の人は、ガン治療による副作用に苦しみながら亡くなっていく。

西洋医学は、ガン対策として「早期発見」を重要視している。

しかし、ガン細胞が1個体内に出現し、徐々に増殖していって、医学がCTやMRIなどの優秀な医療機器で発見できる最小の大きさ（直径0・5cm＝1g＝ガン細胞10億個）になるまで、最低10年、長くて30年、平均約20年かかるとされている。

臨床医学（内科、外科、婦人科……）的には早期発見でも、ガン細胞の誕生、増殖という生物学的尺度からみると、「早期発見」は、「晩期」ということになる。よって治療してもなかなか治りにくい。

もう1つは、西洋医学はガンを人類最後の仇敵、悪魔の細胞と見なし、手術で取り去る、放射線で焼却する、抗ガン剤で破滅させる……等々、ガン腫の消滅を

表15　2015年にガンで早世した有名人

1月20日	斎藤 仁氏（54歳）	ロサンゼルス五輪、ソウル五輪、柔道95キロ超級で2連覇	胆管ガン
5月2日	柳生真吾氏（47歳）	園芸家。NHK「趣味の園芸」のキャスター。父は俳優の柳生博氏	喉頭ガン
5月22日	丸山夏鈴さん（21歳）	アイドル	転移性肺ガン
5月22日	大内義昭氏（55歳）	音楽プロデューサー。「愛が生まれた日」が大ヒット	食道ガン
5月28日	今井雅之氏（54歳）	俳優	大腸ガン
7月11日	岩田聡氏（55歳）	任天堂社長	胆管ガン
9月19日	黒木奈々さん（32歳）	アナウンサー。「国際報道2014」（NHK BS1）のキャスター	胃ガン
9月24日	川島なお美さん（54歳）	女優。代表作はTVドラマ「失楽園」など	胆管ガン
10月27日	天野貴元氏（30歳）	アマチュア将棋士	舌ガンによる多機能不全

もって〝治療〟としているが、ここにこそ西洋医学の治療の欠点がある。ガン(腫)は何らかの原因の「結果」なのであり、「結果」だけの消滅を図っても、根本治療にはならないのである。

抗ガン剤で吐き気、嘔吐、脱毛、便秘、下痢、白血球の減少による肺炎などの感染症、血小板の減少による大出血(胃腸や肺、脳……)などが起ころうと、お構いなしにガン腫の縮少、消滅のみを目指す。ガンの宿っている人体がかなりの痛手を受けようと、ほとんど歯牙にもかけない。だから、「ガンはなくなりましたが、本人も亡くなりました……」などということがよく起こるわけだ。

西洋医学では、ガンの原因は不明・不詳としている。ガンという「結果」には必ず「原因」があるはずである。西洋医学は、漢方医学をはじめ、民間療法を非科学的だと一蹴《いっしゅう》することが多いが、「ガンの原因は不明」とし、潰瘍性大腸炎、リウマチ、橋本病、血小板減少性紫斑病《けっしょうばんげんしょうせいしはんびょう》……など、原因を特定できない病気は「自己免疫疾患」(白血球はじめ体内の免疫機能が自分の体の一部を攻撃する）などという不自然な病名をつけて、ステロイド剤はじめ、免疫抑制剤で〝治療〟する。その結果、免疫が低下し、肺炎などの感染症やガンを誘発したりもする。

西洋医学が「非科学的」とする漢方医学では、「万病一元、血液の汚れから生ず」とし、病気の原因を「血液の汚れ」と特定しているのだから、ある意味、科学的ですらある。

食べ過ぎ、食べ物の質の間違い、運動不足、冷え、ストレス等々により、血液中にコレステロール、脂肪、糖などの栄養物質が過剰になったり、尿酸、乳酸、ピルビン酸をはじめ種々の老廃物が多くなったりした状態が血液の汚れである。

汚れた血液が全身の細胞を巡ると、種々の傷害＝病気を起こす。血液が汚れると人間の体は、

（1）発疹《ほっしん》として皮膚から排泄《はいせつ》する

（2）バイ菌の力を借りて炎症（肺炎、胆のう炎など）を起こして燃焼する

（3）血管の内側に沈着させたり（動脈硬化）、血管内で固めたり（血栓）、または血管外へ排出（出血）させたりする

このような反応によって、浄化しようとするのである。

しかし、こうした反応は西洋医学にとっては〝病気〟なのだから、発疹は抗アレルギー剤で抑え、炎症は抗生物質や解熱剤で抑え込む。また、血栓は血栓溶解剤で溶かし、出血は止血剤を用いて止めようとする。

こうした血液浄化反応がことごとく抑えられると、体内に血液の浄化装置が作られる。それが「ガン腫」である、という理論を1960年代に打ち立てられたのが、世界的な血液生理学者の森下敬一博士（現お茶の水クリニック院長）である。

我々の医学生時代の教科書には「ガン細胞からは、cancer toxin（ガン毒素）が排泄されている……」と記載してあったが、森下学説と符合する。

肺ガン→喀血《かっけつ》、胃ガン→吐血《とけつ》、大腸ガン→下血、腎臓ガン→血尿、子宮ガン→

不正出血……のごとく、ガンからは必ず出血する。これも汚れた血液を排出している浄血現象と考えてよい。

以前、日本人のガンは、胃ガンと子宮頸《けい》ガンが圧倒的に多かった。

1960年代以降、食生活において、肉、卵、牛乳、バター、マヨネーズに代表される欧米型の高脂肪食の摂取が増加し、米や芋類の摂取が激減した。その結果、胃ガン、子宮頸ガンの発症、死亡率は減少し、肺ガン、大腸ガン、乳ガン、卵巣ガン、子宮体ガン、前立腺ガン、食道ガン、すい臓ガン……などの欧米型のガンが激増してきた。

よって毎年36万人の日本人の生命を奪うガンの大きな原因は「高脂肪食」にあると言ってよい。

もう1つのガンの原因は、日本人の体温が、この60年で約1度低下したという点にある。

ドイツのブッシュ博士は「ガン患者が丹毒《たんどく》（皮膚の感染症）や肺炎にかかって

高熱を出すと治る者がいる……」と発表した（1866年）。

イタリアのローマ近くにあったポンティン沼にはマラリアを発症させる蚊が生息しており、周辺の住民は、マラリアに罹患《りかん》してしょっちゅう高熱を出していた。よってイタリア政府は、沼を埋めることにしたが、その結果、マラリアはなくなったが、ガンにかかる人が増えたという。

つまり発熱がガンを防いでいたということである。甲状腺の働きがよくなり過ぎて、発熱、発汗、イライラ、頻脈《ひんみゃく》……を伴うバセドウ病患者の発ガン率はそうでない人の1000分の1以下であるという。

1978（昭和53）年、国立予防衛生研究所から「人間の子宮ガン細胞を取り出し、32・0度から43・0度の間で温度変化を与えて、正常細胞と比較してみると、39・6度以上にした場合、ガン細胞は10日くらいで全滅したが、正常細胞は痛手を受けなかった」という実験結果が発表された。

このようにガン細胞は高熱に弱く、逆に35度くらいの低体温では最も増殖力が旺盛になるということが明らかにされている。

この40年間で年間のガン死者数が13万人から36万人と3倍近くも増加した背景に、日本人の低体温化（24ページ参照）があるのは間違いあるまい。

こうしたガンの原因や病態の変化を鑑《かんが》みると、日本人を恐怖に陥れ、今や国民病とも言われる「ガン」の予防に対して、生姜こそが最上、最強の妙薬と言っても過言ではない。

その理由として、

（1）生姜は血流をよくして、体温を上げる

（2）大小便、汗の排泄をよくして、血液の汚れを浄化する

（3）活性酸素を除去して、ガンの発生要因を取り除く

（4）Apoptosis（アポトーシス、ガンの自殺）を促進する

などが、挙げられる。

(22)アルツハイマー病に効く

生姜やカレーの「ウコン（ショウガ科の植物）」に含まれる黄色色素の「クルクミン」がアルツハイマー病の原因物質の生成を防ぐ効果があると、金沢大学の山田正仁教授が「日本認知症学会」で発表されたことがある。

アルツハイマー病は、脳内でAβ（アミロイド・ベータ）という物質が繊維状に結合して、周囲の神経細胞を死滅させることによって起こる。

「Aβ」を含む液に生姜やウコンに含まれる「クルクミン」を加えると、繊維化が抑えられたり、繊維が分解されたりする。

カレーをよく食べるインド人は、米国人に比べて、アルツハイマー病の発症率が4分の1であるという。

ちなみにカレーには生姜のほかに、ウコン、ニンニク、クローブ、コリアンダー、ナツメグ、オールスパイスなど、種々の病気や老化のもとになる活性酸素を除去してくれる抗酸化成分がたくさん含まれている。

２０１１年、カナダのトロントで行われたマラソン大会でフルマラソンの最高齢世界記録を打ち立てた、１００歳のインド系イギリス人のファウジャ・シンさんが「スタミナ源は？」というマスコミの質問に、「生姜入りのカレー」と答えたが、生姜とカレーの効能を鑑みると、正鵠《せいこく》を射た回答であろう。

アルツハイマー病をはじめ脳卒中の後遺症や脳動脈硬化症より起こる脳血管性の認知症では、脳内の血流の低下がみられるという研究はいくつもある。

あらゆる臓器は、血液が運んでくる種々の栄養素や水、酸素などで活動している。よって生姜の脳の血流をよくする作用もアルツハイマー病や認知症を防ぐ大きな要因になっていると思われる。

第5章

始めよう！
365日、健康「生姜」生活

かんたん！　蒸し生姜の作り方

4月頃、植えつけられた生姜の「種芋」からは、新しい根茎《こんけい》が「枝分かれ」していく。秋になって収穫されたものが「新生姜」で色白で瑞々《みずみず》しい。保存用の生姜は、「種芋」として、低温倉庫に保管される。

なお、「葉（芽）生姜」は、4月頃植えつけられた種芋が、10㎝くらいの茎をつけた時に収穫されたもので、辛味が少なく軟らかいので、味噌をつけて食べたり、焼き魚にそえたりして食べられている。

本著で述べている「生姜」は保存用の「種芋」で、「ひね生姜」とも呼ばれる。

生姜に含まれる「ジンゲロール」は加熱したり、乾燥させたりすると、血行をよくして体熱をさらに上げる「ショウガオール」に変化していく。

加熱した場合、30度を超えると「ショウガオール」に変化しはじめ、60度になるとほぼ半々に、100度になると断トツに「ショウガオール」が多くなる。

よって「体を温める」という点では、生姜を生で使うより、加熱したり、乾燥したりして使う方が効果的である。

「ショウガの生薬学的研究」で博士号を取得された薬学博士の田部昌弘先生のご高説によると「乾燥や加熱によってできるショウガオールは、ジンゲロールより水分子（H_2O）が1個少ない構造式になり、カラカラにするとジンゲロールの半分はショウガオールになる」とのこと。

「水」は冷却水という言葉もあるように、体を冷やす作用があるので、ジンゲロールより水分子が1個抜けると、体を温める作用が強くなるのだろうと、私は理解している。

なお、田部博士は、「ジンゲロールは手足の末梢血管を拡げて血流をよくして、手足を温めるが、結果的に体の芯の熱を拡散させて最終的に体熱を下げる」。しかし、「ショウガオールは胃腸の壁を刺激して、熱産生を促し、内臓つまり、体の深部を温めるので、乾燥させたり、加熱させたりした生姜の方が体の芯を温める」と指摘されている。

よって熱い味噌汁や熱い紅茶にすりおろし生姜を入れて飲むと体がポカポカと温まるのをすぐに実感できるが、ニンジンとリンゴでジュースを作る時に生姜を一緒に入れて作る生ジュースを飲んだ時や、冷奴にすりおろし生姜を加えて食べた時には、あまり体が温まる感じがしない理由がこれで納得できる。

なお、「生姜の根茎の周皮をはぎ、蒸して乾燥したもの」は「乾姜《かんきょう》」と呼ばれ、体を強力に温め、体力、気力、食欲を大いに増強させてくれる。

小生の長女で女医の石原新菜が２０１３年に出版した『病気にならない蒸しショウガ健康法』（アスコム）が15万部を超えるベストセラーになったのも、日本人の体温が著しく低下していることの証明であろう。

本人の許可を得て次ページに〝蒸し生姜〟の作り方を紹介する。

「オーブン加熱法で作る蒸し生姜」

〈作り方〉

①ひね生姜を1㎜くらいの厚さにスライスします。

はじめのうちは、スーパーで売っている1パック（100gくらい）でやってみましょう。

ざっと洗って皮の汚れている部分だけを取ります。皮のすぐ下に薬効成分がたくさんあるので、皮はなるべく取らないように。スライスする時は、できるだけ生姜の縞模様に対して平行に包丁を入れます。スライスする厚さが、厚いと乾燥に時間がかかります。

②オーブンを80〜100度にセットし、タイマーを1時間に設定して生姜を加熱します。

生姜の量や厚さ、オーブンの性能によって完成時間は変わります。45分くらい経ったら、生姜の状態をこまめにチェックして下さい。ひからびた感じになったら完成です。

1時間経っても完成しない場合は、10分刻みで延長します。また、お持ちのオーブンが80度にセットできない場合は、一番近い温度でやってみて下さい。100度前後ならOKですが、あまり温度が高いと効能が少なくなってしまいます。

③生姜が充分に乾燥したら、完成です。

オーブンから外に出し、さめてから保存容器に入れましょう。時間を延長してもなかなか乾燥しない場合は、天日干しか室内干しで完成させます。

このプロセスのすごいところは、蒸し工程と乾燥工程を1つにまとめ、1時間という短い時間で完成させてしまうところです。父が経営する伊豆の健康増進保養所（ヒポクラティック・サナトリウム）の鈴木料理長は、次のようにコメントしています。

「蒸し生姜は加熱と乾燥を全く別のプロセスにしていましたが、ショウガオールがたくさんできて、保存に楽なように乾燥できれば、蒸さなくても、天日干ししなくてもいいはずです。

そこで、ショウガオールが生成される比較的低温に温度管理ができる道具で加熱から乾燥までを一工程にしてしまえば便利かと思いました。普通の家庭にある調理器具で、80度くらいの加熱ができるのは、オーブンしかありません。観察しながらテストしたところ、だいたい1時間くらいで漢方薬の乾姜と同じものが作れました」

わずか1時間で蒸し生姜ができるのなら、わざわざたくさん作って保存する必要もないかもしれません。ただし、電子レンジでの乾燥は絶対にしないで下さい。乾燥した生姜が燃える可能性が高いので、非常に危険です。

「蒸し器を使った蒸し生姜の作り方」

（作り方）

①ひね生姜を洗い、皮の汚れた部分だけをそぎ落とします。

皮のすぐ下に薬効成分がたくさんあるので、皮はなるべく取りません。黒くなっているところだけを包丁やピーラーで取り除くくらいでいいでしょう。

②次に生姜をスライスします。

厚さは1㎜くらいで、できるだけ生姜の縞模様に平行に包丁を入れます。生姜の繊維は固いので、包丁を滑らせないように充分気をつけて下さい。

③スライスした生姜を蒸します。

蒸し鍋や蒸籠にクッキングシートを敷き、生姜が重ならないように並べます。

鍋に水を入れ、火にかけて蒸気が勢いよく上がってから30分くらい蒸します。できあがりの目安は、生姜の香りが甘くなったことでわかります。

ジンゲロールは加熱するとショウガオールのほかにジンゲロンという香り成分も生成するのですが、甘い香りはこのジンゲロンの匂いです。

④蒸しあがった生姜を、乾燥します。

天日で干す場合は、清潔な台の上にクッキングペーパーなどを敷き、生姜を重ならないように並べて干します。

ただし、天気が変わって雨が降ったりしたら、すぐに取り込まなくてはなりません。その点便利なのは、キャンプ用品店などで売っている干し網です。3段くらいになっていて、全体が網で覆われているため、天日干ししている最中に雨が降り出したり、夜になったりしたら、そのまま室内に持ち込んでどこかにぶら下げておくだけで、室内干しができます。

天日干しなら1日、室内干しなら1週間くらいで蒸し生姜が完成します。乾燥が充分でないとカビが生えやすくなるので、全体がカリッとした状態になるまでしっかり乾燥させましょう。

「飲んでよし！ 貼ってよし！ 入ってよし！」のおすすめ生姜活用術ベスト5

生姜紅茶

（材料）

ひね生姜…10g（親指大）、紅茶、ハチミツまたは黒糖…適量
（作り方）

カップ1杯の熱い紅茶に、生姜のしぼり汁（または、市販の生姜粉末）を小さじ1～2杯と、一番おいしいと感じる量のハチミツまたは黒糖を入れる。

（効能）
●冷え性、むくみ、肥満、初期の風邪、気管支炎、肩こり、痛み（頭痛、腹痛、関節痛）、高血圧、メタボ（高脂血症、糖尿病、高血圧）、痛風、脂肪肝、血栓

症（心筋梗塞、脳梗塞）の予防、改善などに奏功《そうこう》する。

●体を温め、体内の余剰栄養素（糖、脂肪、コレステロール）や老廃物（尿酸、乳酸、ピルビン酸）の燃焼、排泄を促して右記の病気や症状に効く。

体温を上昇させて大小便の排泄をよくして健康を増進させ、あらゆる病気の予防、改善に役立つ生姜紅茶を、毎日2〜4杯愛飲されるとよい。きっと「病気知らず」の健康体になれるはずである。

この20年間（年間100回以上）新聞や雑誌の取材を受けるたびに、生姜紅茶の効能を喧伝した結果、今の生姜ブームが到来したと、自負している。

私が考案したものとばかり思っていたが、インドでは古くから、生姜紅茶が愛飲されていたようだ。

体を温め、強心利尿作用をもつ「紅茶と生姜」を組み合わせ、さらにすぐにエネルギーになる自然の糖分やビタミン、ミネラルが存分に含まれるハチミツや黒糖を加えることで醸し出される相乗効果が、右記の効能をもたらす、と考えられる。

生姜湯

（材料）
ひね生姜…10g（親指大）、黒糖やプルーン、ハチミツなど…適量

（作り方）
①生姜をすりおろして、紅茶こしに入れ、湯飲み茶碗1杯の熱湯を上からかける。
②生姜をこした湯に、お好みで、ハチミツ、黒糖、プルーンなどを、自身が一番おいしいと感じる量を入れる。
※クズ粉を少し加えると、保温・発汗・健胃作用がさらに増す。

（効能）
●初期の風邪、肩こり、頭痛、腹痛、食欲不振、冷え性、疲労に効く。

長く日本の民間療法の代表「薬」として用いられてきた。

梅醤番茶

（材料）
梅干し…1個、ひね生姜…10g（親指大）、醤油…小～大さじ1杯、番茶

（作り方）
①梅干し1個を湯飲み茶碗に入れて、箸でつついてよくつぶし、種子は取り去る。
②醤油を小～大さじ1杯（自分がおいしいと感じる量）加えてよく練り合わせる。
③すりおろした生姜のしぼり汁を5～10滴落とした後、熱い番茶を注いで、湯飲み1杯にし、よくかき混ぜてから飲用する。

（効能）

●下痢、腹痛、吐き気、食中毒、胃腸病、便秘、食欲不振などの消化器症状には著効を呈する。風邪（特に胃腸の症状を伴うもの）、婦人病（生理痛、生理不順）、冷え性、疲労、低血圧にも奏功する。

生姜湿布

（材料）

ひね生姜…150g

（やり方）

①生姜をすりおろして、木綿の袋に入れて、上部をひもでくくる。

②水2ℓを入れた鍋に①を入れて、火で熱し、沸騰寸前で火を弱める。

③とろ火で熱し続け、70度くらいになった頃に、タオルを湯の中に浸した後、軽くしぼる。

④③で患部に湿布し、その上にビニール袋と乾いたタオルを重ねると、長く温めることができる。

⑤10～15分湿布したら、2～3回とりかえる。

※生姜湯は、火で温め直すと2～3回使える。

※生姜湿布をする前後1時間は、入浴すると、ヒリヒリするので要注意。

（効能）

●腹痛、関節痛や筋肉痛のあるところに施す。

●肝臓病では右上腹部に、腎臓病では背中の下部の背骨の両側に施す。

●気管支炎や喘息の時、胸部と背中に施すと、著効を呈することが多い。

●腹水に対して、腹部全体に広く施すと、尿の出をよくして腹水を軽減することができる。

●吐き気、食中毒、胃腸病、便秘、食欲不振などの消化器症状には腹部全体に施す。

●下肢に生姜湿布をするとむくみにも有効。

●アトピー性皮膚炎に用いると、最初はしみるが、治癒を早めてくれることが少なくない。

※生姜汁で皮膚への刺激が強い人は、うすい汁から慎重にやること。特に顔面にやる時は、腕の皮膚などで試してみて、赤くなったらやらないこと。

※まれに、生姜の刺激が強く、皮膚が赤くなったり、かぶれたりする人がいる。この時は、かぶれない程度まで、生姜汁をうすめる必要がある。それでもかぶれる場合はやらないこと。

生姜風呂

（材料）

ひね生姜…1個

（やり方）

生姜1個をすりおろしたものを、布袋に入れて湯船に入れる。

（効能）

●リウマチなどの痛み、こり、冷え性、不眠症、腎盂腎炎《じんうじんえん》・膀胱炎・婦人病など、下半身の冷えが原因で起こる病気に効く。

生姜風呂に入ると入浴中はもちろん、入浴後も汗が噴き出てくるほど体が温まり、心身ともに軽く爽やかになる。特に水太りの人には特効の入浴法だ。生姜の保温効果と芳香成分の作用（鼻粘膜から血液へ吸収され、脳神経を鎮静化する）で安眠、熟睡効果も期待できる。ただし、入る前に生姜風呂のお湯に手をつけてみて、かゆみや発疹が出るなら、入浴はやめること。

生姜紅茶や生姜湯、梅醤番茶を1日2〜4回愛飲することのほかにも、すりおろし生姜をタッパーに入れて、冷蔵庫で保存し（2〜3日は保存可能）、味噌汁、煮物、納豆、豆腐、うどん、そば、醤油……等々に、自分自身が一番おいしいと感じられる量の生姜を加えて食べる「生姜三昧《ざんまい》」の生活をされるとよい。

第3章、第4章で述べた（1）～（22）の効能の恩恵に浴することができ、「病気知らず」「医者いらず」の健康体になれるはずである。

生姜のここが知りたい！　Q&A

Q、生姜は1日どのくらい摂取したらよいですか？

A、生姜の研究の第一人者、デンマークのオーゼンセ大学のスリワスタワ博士やイスラエルのベーコン博士らの研究によると、健康の維持・増進のための生姜の1日の摂取量は「生姜1g」が目安とされています。

しかし、関節炎の患者が誤って生姜粉末を1日3～4g摂ったところ、痛みがさらに軽減したという報告（スリワスタワ博士による）もあります。量を多めに摂取しても、調子がさらによいのであれば、1日3～7gでもかまいません。

心筋梗塞や脳梗塞などの血栓症予防には、毎日2gを摂る必要があります。

Q、いつ生姜を摂るのが効果的ですか？

A、1日のうちでいつ摂取するのが一番よい、というルールもないようです。もし、空腹時に摂ると胃に不快感を覚えるなら、食後に摂るか、量を減らすとよいでしょう。

食欲増進、消化促進を目的とするならば、食前10～15分頃に摂取するのが望ましいでしょう。しかし、食事中、食後に摂取しても、効能は十分にあります。

乗り物酔いを防ぐ目的なら、毎日1gを少なくとも、旅行の3日前から摂取するのがおすすめです。

Q、生姜に副作用などは、ないのでしょうか？

A、世界の文献を調べてみても、薬品としての生姜、または食品としての生姜に、副作用に関する研究は見当たりません。「日本薬局方」にも、生姜の副作用の記載はないです。

また、米国のFDA（食品医薬品局）では、生姜は「GRAS（一般的にみて安全）にあたるハーブ」に分類されています。事実、何の警告ラベルもつけずに販売されております。

Q、生姜を摂ってはいけない病気などはありますか？

A、次のような症状がある人は、生姜の摂取は見合わせた方がよいでしょう。生姜は新陳代謝を亢進《こうしん》させるため、各症状を悪化させる恐れがあるからです。

①39度以上の発熱時。
②摂ると舌や顔面が異常に紅潮する時。
③1分間に90以上脈拍のある人。
④極度に皮膚に乾燥がある人。
⑤明らかに脱水症状（乏尿〜無尿、口唇《こうしん》や肌の異常な乾燥）がある場合。

ただし、①〜⑤の状態でも、生姜を摂取した方が「体調がよい」「気分がよい」と感じるのでしたら、摂取制限する必要はありません。

Q、生姜は市販されている粉末状のものやチューブに入ったものではダメでしょうか？

A、毎日、生姜をすりおろすのが面倒な人は、粉末やチューブの生姜をスーパーで買ってきて使ってもいいでしょう。

種々の漢方薬に配合されている「生姜」も粉末の生姜ですし、先に述べたスリワスタワ博士の研究や、米国で発表された生姜の「抗ガン効果」の実験もすべて「生姜の粉末」で行われています。

しかし、青果店やスーパーなどで売られているひね生姜をすりおろした方が「生命」が宿っている分、さらなる効果が期待できると、私は思っています。

Q、生姜と一緒に食べるとよくないものはありますか？

A、生姜と一緒に食べるとよくないもの、つまり「食べ合わせ」のよくないものは、ないと言ってよいでしょう。これまで私が調べた限りでは、論文にも専門書にもそうした記載はありません。

ただし、ご本人が何らかの食物と一緒に食べて不調または不快を感じる時は、もちろん無理して食べないことです。

Q、子供も生姜をたくさん食べて大丈夫ですか？

A、子供は大人のように、種々の知識が頭に入っておらず、すべて本能で判断します。

よってそのお子さんが、本能的に好んで食べられたなら、全く問題はありません。ただし、本能的に「食べたくない」と拒否するようなら、無理に食べさせないで下さい。

蛇足ですが、私の孫娘は2歳頃から、市販の生姜の漬け物を半パックくらい毎日食べていました。

Q、妊娠中に生姜を摂っても問題ないですか？

A、45ページの表5で示しましたように、生姜はキューバでは不妊症に、タイやマレーシアでは出産後の体力回復に「民間療法」として用いられるくらいですから、基本的に問題ないでしょう。また、〝つわり〟にもよく効くという欧米の研究もあります。

妊娠中に〝うつ〟傾向になる妊婦も最近多いようですので、むしろ生姜紅茶、生姜湯を愛飲されると、気分もよくなるでしょう。

ただし、妊婦さんで生姜を食べたり、生姜紅茶を飲んだりすると、本能的に不快感がある人は、生姜は摂らないで下さい。

第6章

健康の9割は、毎日の食事で決まる

この50年で日本人の食事は大激変

　1950年代以降、日本人の食生活は一変した。図16のごとく、肉、卵、牛乳及び乳製品の摂取量が50年の間にそれぞれ9・8倍、6・3倍、18・2倍と激増し、米、芋の摂取量は半分、10分の1と激減した。

　その結果、罹患する病気のタイプも変化した。戦前には、ほとんど存在しなかった心筋梗塞（欧米人の死因の1位）が激増して、日本人の死因の2位に躍り出た。

　以前は、胃ガン、子宮頸ガンが多かった日本人のガンは、減少していき遂に、大腸ガン、肺ガン、乳ガン、卵巣ガン、子宮体ガン、前立腺ガン、すい臓ガン、食道ガンという欧米人に多いガンが激増し、ガンは日本人の死亡原因の断トツの1位に居座り続けている。

　4位の脳卒中は、1960年くらいまでは脳出血がほとんどだったが、その後

図16　日本人の食生活の変化(1日あたりの摂取量)

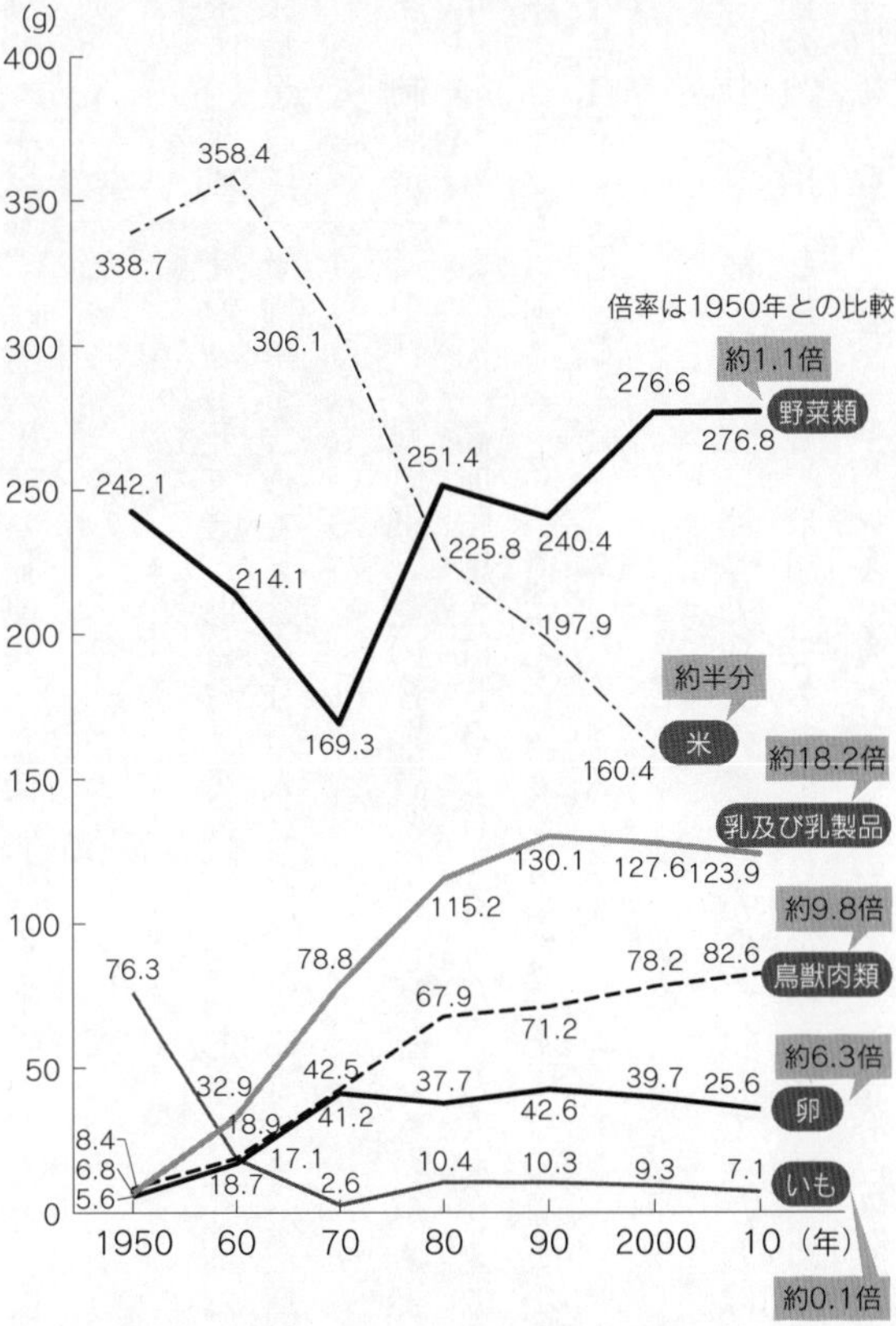

※米は2001年より「めし」「かゆ」など調理を加味した数量に変更されたため、それ以前の数値と同様に比較はできない。
資料：「食品成分表2015」(女子栄養大学出版部)、厚生労働省「国民健康・栄養調査」

1974年以降、欧米人に多い脳梗塞（血栓）が脳卒中のほとんどを占めるようになった。

また、終戦（1945年）後、しばらくの間は数百人しかいなかったとされる糖尿病患者は、予備軍を含めて2200万人と著増している。また、高脂血症とされる人も3300万人もいる。

塩分制限指導（1日の食塩摂取量10g未満と指導されている）が始まってから60年が経っているのに、高血圧患者は5000～6000万人を数えている。高血圧のタイプも以前の「上」の血圧が高いタイプより、「下」の血圧が高いタイプの高血圧に変化してきた。

つまり、食生活の欧米化に伴って病気のタイプが欧米化してきたわけだ。

「食の欧米化」と言っても、米国人でさえ1800年初頭までは、肉、卵、牛乳の摂取は少なく、穀類、芋類を多く食べていたので、ガンや心筋梗塞の患者はご

図17　米国における臓器別にみたガンによる死亡率の比較

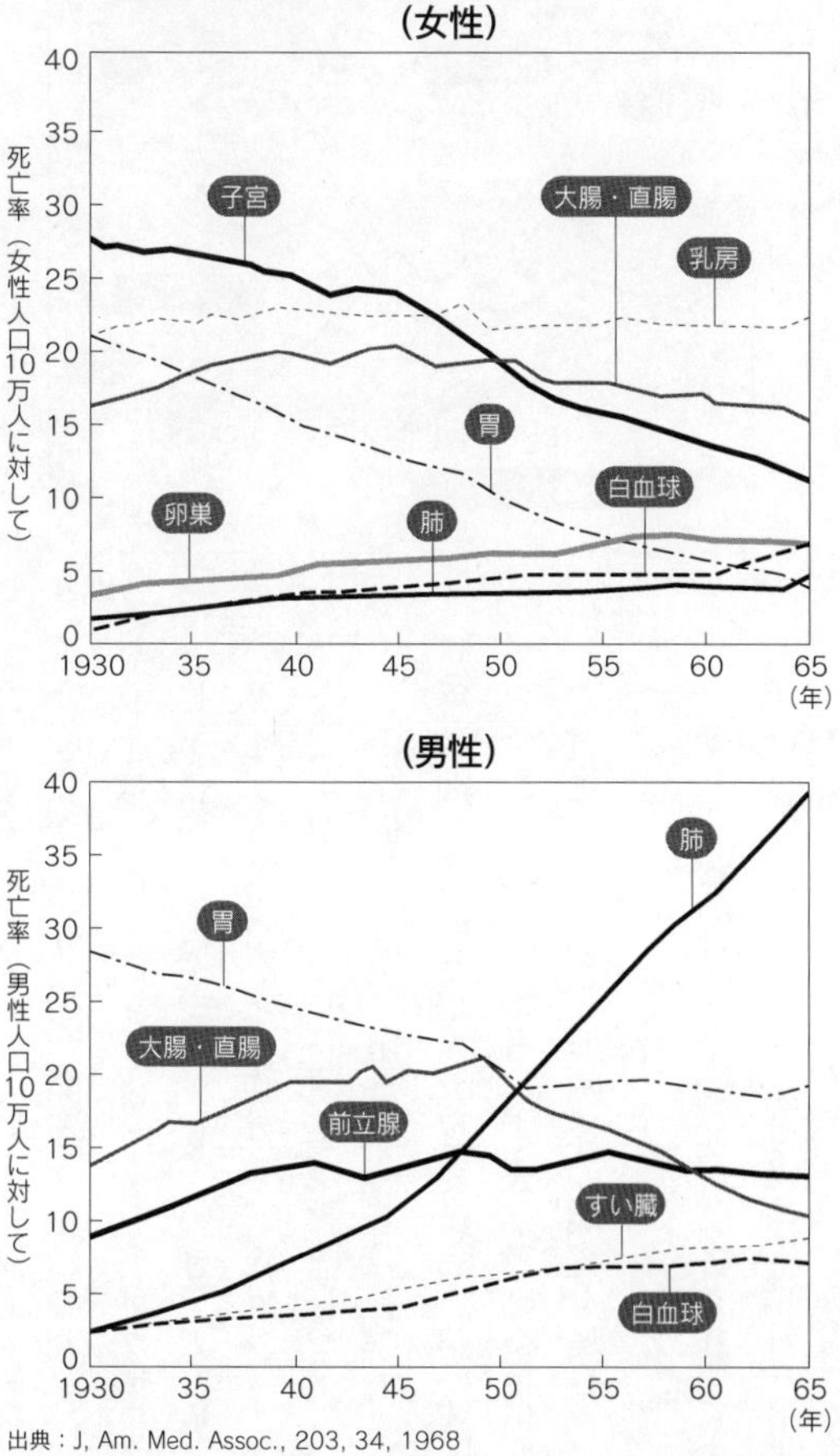

出典：J, Am. Med. Assoc., 203, 34, 1968

図18　米国の食物摂取状況の推移

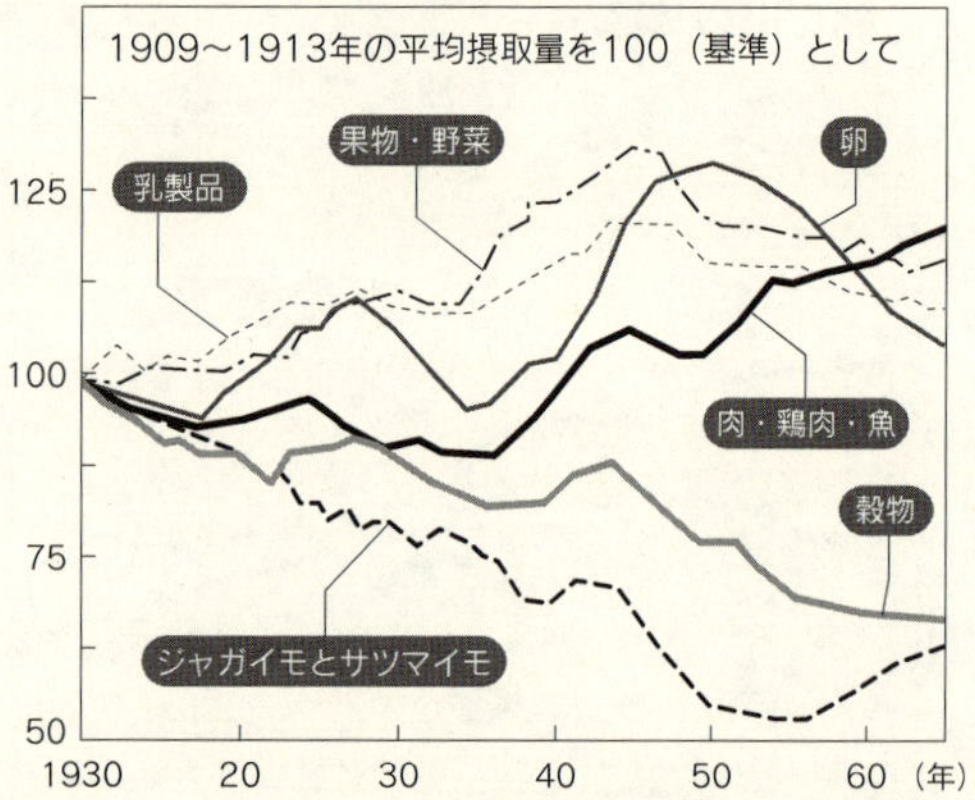

く少数であったが、その後、東西の鉄道がつながり、経済が発達するにつれて、食生活も肉・卵・牛乳・乳製品が増加し、穀類・芋類が減少していき、ガンのタイプも大腸ガン、肺ガン、乳ガン……などが増加し、心筋梗塞が激増した。

こうした疫学調査を背景に、１９７５年米国上院に「栄養改善委員会」が設けられ、米国の医学者、栄養学者に全世界の食生活と病気との関係の調査を指示した。

それぞれの膨大な論文が解析され、２年後にdietary goal（食生活の指針）として発表されたのが、１４１ページの

米国の反省——上院より出された「栄養の目標」(1977)

The Seneta Select Committee on Nurtition and Human Needs has proposed "dietary goals" for the United States. These goals are:
1) increase carbohydrate intake to account for 55 to 60% of energy intake;
2) reduce fat consumption to 30% of energy intake;
3) modify the composition of dietary fat to provide equal proportions of saturated, monounsaturated and polyunsaturated fatty acids;
4) reduce cholesterol consumption to 300mg/day;
5) reduce sugar consumption by 40%;
6) reduce salt consumption to 3g/day.
The goals are to be achieved by increasing the consumption of : fruits, vegetables, whole grains, poultry, fish, skim milk, and vegetable oils; and by decreasing the consumption of : whole milk, meat, eggs, butter fat, and foods high in sugar, salt, and fat

「米国の反省」である。

それには1日の摂取カロリーの55～60%を炭水化物で摂ること、脂肪によるエネルギー摂取量は30%まで減らすこと等々が指示されている。

具体的には、果物、野菜、未精白の穀物、鶏肉、魚、スキムミルク、植物油の摂取を増やし、牛乳、肉、バター、砂糖、塩、脂肪の多い食物の摂取を減らすことによって、この目標は達成されねばならない——としている。

それまで、数多くの米国人が種々の病気にかかり、死亡していったことがこの

dietary goalが作られる要因になったのだが、含蓄が深いのが、「1日の摂取エネルギーの55～60％を炭水化物にせよ」というくだりである。

人間の歯32本からみて62・5％（32分の20）は臼歯であり、もともと穀物（炭水化物）を60％前後摂るようにできているという事実と完全に符合するからである。

その結果、理想的な健康食は日本食だという結論が出され、米国内に和食レストラン、寿司屋、天ぷら屋がオープンし、和食が徐々に市民権を得ていった。今や米国人の多くが米、芋、豆腐、納豆、魚、魚介、海藻などを食べる機会を増やしているという。

その結果、34年後の2011年には米国人の死因の断トツトップを占めていた心筋梗塞による死亡率が半分以下の58％減となり、G8の国々では今でもガンの死亡が毎年増加しているのに、米国では17％の減少に転じたという。

よって食物の質という面からは、なるべく和食、または和食に近いものを食べる方が健康によいということになる。

具体的には、

（1）動物性脂肪の多い食物は控える（（　）内は100g中に占める脂肪の量）
ラード（99・9g）、バター（82g）、マヨネーズ（70g）、ベーコン（69g）、牛肉・豚肉（20～30g）などの食物は少なめにする。

（2）魚、魚介類をしっかり摂る
魚に含まれるEPA、DHA等の油（不飽和脂肪酸）は血圧を下げ、血圧の上昇を防ぐ。エビ・カニ・イカ・タコ・貝・牡蠣・明太子・イクラ等々の魚介類に含まれるタウリン（遊離アミノ酸）は①血圧を下げる②血栓を溶かす③ガンの転移を防ぐ④心臓を強くする⑤不整脈を防ぐ⑥肝臓を強くする⑦胆石を溶かす⑧糖尿病を防ぐ等の作用がある。

（3）食物繊維の多い食物、海藻、豆類、芋類等をしっかり摂る
食物繊維は腸の中にだぶついており、血液に吸収され過ぎると有害になる

コレステロール、脂肪、塩、糖、などの栄養物質、化学調味料、発ガン物質、残留農薬……などをからめとって大便にして捨ててくれる。

（4）アルコールを適度に摂る

アルコールの適量とは、日本酒換算で2合まで。ビールなら大びん2本、ウイスキー水割りで2〜3杯、ワイングラスなら2〜3杯、焼酎の水（お湯割り）なら3〜4杯。

適量のアルコールは、動脈硬化を防ぐ善玉のHDLコレステロールの肝臓での産生を促す。また、血管の内皮細胞から、血栓を溶かす酵素ウロキナーゼの産生を増やす。

人間は食べ過ぎに弱い

日本人の40歳以上の男性の2人に1人がメタボリックシンドローム（メタ

ボ)、または予備軍であり、メタボの人は、将来的に脳梗塞や心筋梗塞にかかる確率が高くなる、ということで、2008年から厚生労働省が「メタボ検診」に乗り出した。

「メタボ」は「高」脂血症、「高」血糖、「高」体重が、主な症状なので、簡単に言うと「高」のつく、食べ過ぎ病である。

食べ過ぎると「免疫力を落とす」「ガンにかかりやすくなる」「心臓・循環器疾患の死亡率が上昇する」等々の疫学調査や動物実験は、1940年以降、特にここ30～40年は国内外を問わず多数存在する。

日本には、昔から「腹八分に病なし、腹十二分に医者足らず」という格言がある。

6000年前のエジプトのピラミッド内にある墓碑銘に、Man lives on 1/4 of what he eats, the other 3/4 lives on his doctor.（英訳）という意味の文が書かれている。

和訳すると「人は食べる量の1／4で生きている。残りの3／4は医者が食っている」という意味だ。

食べ過ぎるから、人間は病気になるという真実を、実に皮肉たっぷりの文章で表現している。つまり6000年前のエジプトの貴族の人々は食べ過ぎの害を十二分に知っていたということになる。

人間も動物もある程度以上の病気にかかると「食欲不振」と「発熱」が生じる。

犬猫が体調を崩すと数日間飲まず食わずで、じっとしており、その後、急に元気になり動き出すという光景を何度も見たことがある。

「食欲不振＝食べないこと＝空腹」と「発熱」、は生命と共に備わった病気治癒反応なのである。

よって医科学が生命を作り出せない限り、今後どんなに医学が発達しようと、「空腹」「発熱」を凌駕《りょうが》する治療法は見つかるはずもない。

空腹になると、血液中の糖、脂肪、タンパク質も少なくなり、血液中を遊走している免疫細胞の白血球も栄養が不足して「空腹」になる。すると、外から入ってくる病原菌やアレルゲン、体内で作られるガン細胞や老廃物を貪食《どんしょく》する力が強くなる。つまり免疫力が上がるのである。

また、空腹になると人体を構成する60兆個の各々の細胞に、10万種類以上も存在する遺伝子の１つ、Sirtuin（サーチュイン）遺伝子、別名、長寿遺伝子が活発化し、健康長寿が得られることをマサチューセッツ工科大学のレオナルド・ギャラン教授が発表している（２０００年）。

空腹時は胃からグレリンというホルモンが分泌されて、脳の記憶中枢（海馬）の血行をよくし、脳の働きがよくなるという。

人類の歴史は、ある面、空腹の歴史である。干ばつ、飢饉《ききん》、洪水、地震、火山の爆発、山火事……等々で十分な食物が得られず、ほとんど空腹の時代を過ごしてきた。よって空腹に人間の体は慣れており、現代のような飽食の時代を経験したことがない人体は、過剰栄養素の処理ができず、ガン、脳卒中、心臓病、糖尿病、リウマチなどの自己免疫疾患、精神神経疾患……などでもがき苦しんでいる、といっても過言ではない。

人類は空腹であったからこそ、グレリンがいっぱい分泌されて脳の働きがよくなり、その結果、狩りや農耕を工夫し、便利な道具を考案、発明し今日の繁栄を築いた、といってもよい。

ニンジン2本とリンゴ1個で作った生ジュースを朝・昼・夕に3杯ずつ飲んでいただき、数日ないし、1週間過ごしてもらう「ジュース断食」による健康増進施設を伊豆高原に設立してから30年が経過した。

これまで首相（経験者）3名を含む閣僚及びその経験者20数名、国会議員、大学教授、弁護士、俳優、スポーツ選手、会社の社長から学生さんまで約3万名がこのジュース断食をしに来られた。最近は医師の来所も多い。そして、ほとんどの方々がリピーターになられ、「何も食べないで、宿泊料は普通に取られる」のに、毎年やって来られるのだ。

企業の平均寿命が23・5年と言われるのに30年以上「食べさせない健康増進施設」が存続できたのは、現代文明人が「飽食」の不健康さと「空腹」の心地よさを本能的に感知しているからであろう。

今日から始める！　石原式「少食健康法」

1日3食を腹八分にし、しっかり噛んで食べ、すこぶる健康で、健康診断の成績にも全く異常のない人には、私がとやかく言う筋合いはない。そのままの生活を続けられるとよい。

しかし、メタボ、高血圧、糖尿病、脂肪肝、高脂血症、肝臓病、腎臓病、自己免疫疾患、アレルギー、うつをはじめとする精神疾患……等々に悩む人は、是非、1日1回、できれば、数回、空腹の時間を作り、免疫力を上げ、病気の回復を図っていただきたい。

「腹八分に病なし、腹十二分に医者足らず」といわれる。「十二分」－「八分」＝「四分」となり、四分＝1食分、抜くとたちまち健康になるということになる。各人の生活習慣、仕事の時間帯、体調……等により朝昼晩のどの1食を抜いてもよいが、一番理想なのは「朝食抜き」だ。朝は吐く息が臭い、鼻汁がつまっている、尿の色が濃い……等々、体内・血液内の老廃物を排泄する時間帯である。

なぜなら、就寝中は「断食」しているのだから断食によって排泄現象が旺盛になっているからだ。

つまり、漢方医学で言う「万病一元、血液の汚れから生ず」の血液の汚れを呼気、尿、鼻汁として、体外へ排泄している時間帯が朝である。その時にごはんやパンなど、固形物を食べ、それを消化するために胃腸が動き出し、胃腸への血液供給が多くなると、腎臓・直腸への血液量は比較して少なくなるので、尿や大便を出す力が落ちる。つまり、せっかくの血液の浄化反応が阻害されるわけだ。

よって朝は食べない、もしくは、60兆個の人体の細胞の活動源となる糖分を、胃腸に負担をかけないようにして摂るとよい。

それには先に述べた黒糖またはハチミツ入りの生姜紅茶がベストである。

〔石原式「基本食」〕

〔朝食〕

・食べたくない人は食べないか、お茶（梅干し入り）か紅茶かコーヒーぐらいですます。

・食べたい人でも149ページに挙げた病気に悩んでいる人は、生姜紅茶（黒糖またはハチミツ入り）1～2杯または、ニンジン・リンゴジュース1～2杯または、生姜紅茶1～2杯とニンジン・リンゴジュース1～2杯。

〔昼食〕

・そばに七味やネギ、すりおろし生姜の薬味をたっぷりかけて食べる。とろろそばは消化もよく老化防止にも最適。

・そばにあきたら具だくさんのうどん（七味・ネギ・生姜の薬味をふりかける）

また は、パスタやピザ（各々タバスコを存分にふりかける）でも可。

・朝食、昼食を右記のようにすませたなら、夕食はアルコールを含めて何でも可。

（夕食）

途中、空腹を感じたらハチミツまたは黒糖入りの生姜紅茶、黒アメ、黒砂糖、チョコレートなどを口にし、血糖を上げてやるとよい。

そもそも「空腹」は、血糖が下がった時に脳の「空腹中枢」が感じ、「満腹」は血糖を上昇させた時に、脳の「満腹中枢」が感じる感覚なのであるから。

この「石原式基本食」は本人がやってみられて「調子がよい」「気分がよい」ことを前提に続けられるとよい。そうでない人はやらないこと。

この基本食を続けられて「6カ月で10kgやせた」「血糖や高脂血症が改善した」「血圧が下がった」「便秘が治った」「生理不順や生理痛が改善した」等々の

声がたくさん届いている。

ちなみに、朝食は「生姜紅茶」でよいが、ある程度以上の病気や長引く病気を抱えている人は、ニンジン2本、リンゴ1個を切ってジューサー（ミキサーではない）にかけて作った生ジュースを飲まれるとよい。

ニンジンジュースは、私が1979年に勉強に行ったスイスのチューリッヒにあった自然療法病院「ビルヒャー・ベンナークリニック」の「主治療食」であった。

B・ベンナー病院は1897年に設立され、ヨーロッパはおろか全世界から難病・奇病の患者が集まってくる「食事療法だけで病気を治す」病院であった。

黒パン、ジャガイモ、ナッツ、野菜、果物、ハチミツ、岩塩で作られる食事が提供され、動物性食品は、ヨーグルトとフルーツをミキサーにかけて作るビルヒャー・ミューズリーのみであった。

朝食には、ニンジン・リンゴジュース2杯を飲むことを義務づけていた。当時の院長、リーヒティ・ブラシュ博士にニンジン・リンゴジュースの効能を尋ねたところ、「人体に必要なビタミン約30種、ミネラル約100種をすべて含んでいるから」という答えが返ってきた。

米国農務省が現代文明人は「栄養過剰の栄養不足」病に陥っていると喝破《かっぱ》している。

つまり、タンパク質、脂肪、糖の三大栄養素は過剰に摂取しているのに、こうした栄養素を利用するために必要なビタミン、ミネラル類が不足して、種々の病気にかかっているというものだ。例えば左記のビタミン・ミネラルが1種類不足しても、種々の病気にかかる。

現代で多く食されている肉・無精卵・殺菌牛乳に代表される動物性食品、白米・白パン・白砂糖などの精白食品はビタミン、ミネラルが不足している。

また、化学肥料により土の中のミネラルが減少していき、それを吸い上げて生きている植物（野菜、果物）の中のミネラルも不足している。

表19

ビタミン	不足するとかかりやすい症状・病気
ビタミンA不足	視力低下、肌荒れ、肺ガン、膀胱ガン
ビタミンD不足	骨・歯の脆弱化
ビタミンE不足	不妊、老化、動脈硬化
ビタミンK不足	出血
ビタミンB_1不足	脚気、むくみ、疲労、不眠
ビタミンB_2不足	口内炎、肝臓病
ビタミンC不足	出血、感染症、免疫力低下、しみ、しわ
ビタミンP不足	出血

ミネラル	不足するとかかりやすい症状・病気
鉄不足	貧血
亜鉛不足	味覚・聴覚障害、精力低下、皮膚病
カルシウム不足	骨・歯の脆弱化、神経過敏
カリウム不足	筋力低下
ナトリウム不足	血圧低下、食欲不振
マンガン不足	糖尿病
マグネシウム不足	心臓病、精神病
コバルト不足	悪性貧血
バナジウム不足	糖尿病

表19のごとく1種類不足しても（他のビタミン、ミネラルをすべて摂取していても）、病気にかかるのだから、多数のビタミン・ミネラルが不足した食物を摂っている文明人に種々の病気が発症するのは、むしろ当たり前である。

こうしたビタミン・ミネラル類を完璧に補給・補完してくれるのが、ニンジン・リンゴジュースなのである。

第7章

生姜で変わった！
元気になった！
私の生姜体験記

２０１１年10月16日、カナダのトロントで行われたフルマラソンで、１００歳のインド系英国人のファウジャ・シンさんが、フルマラソンの最高齢世界記録を打ち立てた。タイムは、８時間25分16秒。記録的には全然大したことはないが、１００歳の老人が、８時間以上も「走り続けた」ことは、驚異であるし称讃に値する。

シンさんは、89歳からマラソンを始め、今回で８回目。２００３年、92歳の時には5時間40分1秒で完走し、90歳以上の新記録を樹立した。

今回は、マラソンのほかにも、１００メートル〜５０００メートルの８種目の競技のすべてで、１００歳以上の世界記録をぬりかえた、というから脱帽だ。

シンさんのスタミナ源は「生姜入りカレー」と「紅茶」にある、という。

英語の「ginger」には、「意気、軒昂、元気、気骨、ピリっとしたところ」という意味があるが、シンさんの心意気をすべて表している、と言ってよい。

——手記1　生姜紅茶で9kgやせました

K・N子さん（埼玉県）

前略

石原結實先生　はじめまして。

『生姜で体を温めれば、血液サラサラ病気も治る』を読みました。

中性脂肪327（正常値50‐150㎎／dℓ）あったのが、生姜紅茶を飲んで110に下がりました。2014年03月14日の採血の結果です。

いつから飲み始めたか解らなくなり、ごめんなさい。

今年の3月から体重を毎日、カレンダーに書きました。3月‐11月で9kgやせました。

3月は67・6kgでした。11月は58・4kgです（57kgになったことも）。3月からは毎日、2杯飲んでいます。それに、ヨーグルトに生姜を入れて食べています。ありがとうございます。"Thank you so much"

いい本また書いて下さいね。

（著者からの返信）

K・N子さんの短期間での中性脂肪値及び体重の激減は、生姜の体温め効果→代謝促進によるものと思われます。

太っている人は、よく体脂肪率が30％だの、35％だのと話されていますが、体重の60％は水分なので、水分をためこんで「水太り」になっている人がほとんどです。

K・N子さんは、生姜紅茶を飲み始められてから、排尿や汗による体内の余分な水分（水毒）の排泄がよくなり、体内の水分が出ていったことにより、体温も上昇し、脂肪の燃焼もよくなって、中性脂肪、体重の激減に結びついたものと思われます。

拙著を読まれた某超有名企業の社長さんは100kg以上の巨漢でしたが、朝は生姜紅茶2杯、昼はそば、夕は宴会でアルコールを含めて何でも食べる……という生活で、何と半年で25kgの減量に成功。実名とビフォー&アフターの写真入りで夕刊紙に掲載されたことがあります。

――手記2　190の高血圧が110に下がりました

A・E子さん（神奈川県）

石原結實先生

神奈川県のA・E子です。先日はクリニックでの診察、誠にありがとうございました。抗ガン剤1クールが終了しました。入院中は本当にきつく、4日ほど何も食べられない日が続きましたが、自宅へ戻ってからは朝のニンジン・リンゴジユース、生姜紅茶、玄米へ戻し、また毎日のウォーキングを頑張って続けたところすぐに体力が復活しました。漢方も毎日飲みました。生姜紅茶のおかげで気持ちも前向きです。もうすぐ2クール目が始まります。病院で抗うつ剤やハキケ止め、便秘薬とどっさり出される薬はいっさい飲んでいません。ニンジン・リンゴジュース、生姜紅茶、毎日の運動の方が、どれだけ体にとって薬になるかを改めて体感しました。次々と出される薬は恐ろしいです。

長くなり申し訳ありません。今日は石原先生にお礼をお伝えしたくFAX致しました。母の高血圧がおかげ様ですっかり治りました。何をしても下がらず、薬を飲んでも上が180~190常にありましたが、ニンジン・リンゴジュース、生姜紅茶を始めて8日目頃から110~120になり、今も安定しています。体重も5kgほど落ちました。母も驚いています。先生の本をたくさん読み実践したおかげです。ありがとうございます。またクリニックへ行ける日を、そして伊豆のサナトリウムへ行ける日を楽しみに、治療頑張ります。

（筆者からの返信）

抗ガン剤の治療中に、生姜紅茶、ニンジン・リンゴジュース、それに運動をすることにより、抗ガン剤の副作用を軽減され、また、早期に体力の回復ができた、という症例です。

「抗ガン剤」「放射線」などによる「ガン治療」をされている方は、是非、「生姜」の「気力・体力・食欲促進効果」と、「抗ガン剤の副作用＝吐き気、白血球減少防止効果」の恩恵を受けるべく、生姜紅茶をはじめ、「すりおろし生姜」を味噌汁、納豆、豆腐、煮物、醬油……等々に「旨い！」と思う量を入れて食べてみて下さい。

――手記3　ひどい更年期障害が生姜紅茶のおかげでスッキリ解消

B子さん（53歳女性）

先生に感謝のお便りをしたためようと思い数年が過ぎてしまいました。

53歳、更年期に悩まされていたヨーロッパ在住の主婦です。

40代で始めたゴルフ。すぐにハンディキャップ18になり、数々のトロフィーを手にして意気揚々としていたのですが、2007年より具合が悪くなり、日本語でもなんと表現していいのかわからない不快感に苦しむようになりました。

朝は身体にダンベルがついたように重く、そのままベッドに沈んでいくようで、目をとじると眼球が奥底からとけていくような不快感、偏頭痛にも悩まされ、左足のいたみ、特に夜にひどくなり、眠れない状態が続きました。

ゴルフコースの近くに居を構えているので、誘われてはゴルフ、犬の散歩がてらもゴルフと、ゴルフ三昧の日々でしたが、気持ちはGO！　GO！　なのに身体がついていかず、カート禁止のコースでは、重い足をひきずりながら18ホール回っていました。

その最中は全く楽しいと思わず、身体が悲鳴をあげているのに、SOSサインを出しているのにどうしていいかわからず、針治療に頼るのみでした。

ゴルフのあとは、皆で行ったバーのソファーにくずれこむ有様でした。

日本に帰国した際、書店でふと目にした先生の著書をみて、みなさんがおっしゃるように目からウロコが落ちた思いでした。

「これ、これだ。冷えが原因」

ゴルフを始めてからはヨガなどのエクササイズを一切やめ、ほとんどカートでのゴルフという生活でした。雨にぬれてもゴルフ。グリーンが凍りついていてボールがバウンドしても、鼻水をたらしながらゴルフ。そのあともシャワーのみですませ、食生活もほぼウェスタンスタイルでした。

さっそく足湯をし、生姜紅茶を飲み始めたところ、不快感が消えていくのです。

先生のおかげです。先生のおっしゃるようにヨーロッパ人相手に低体温、冷えを説明しても理解してもらえません。

先生、どうもありがとうございました。

（筆者からの返信）

「更年期障害」の症状は一言で言うと、体温低下による症状と考えてよいでしょう。

人間は、赤ちゃんという高体温の状態で生まれますが、20歳を過ぎると代謝が低下していきます。すると、体温が徐々に低下し、種々の障害が現われます。「更年期」というのは、体温低下が顕著に表れる時期です。よって、冷えの原因である体内の水分を、ホット・フラッシュという形で、発汗して出そうとします。「冷え」は、血行不良を招き、こりや痛みの原因になります。「冷え」は精神状態にまで影響を及ぼし、不眠、不安、焦燥などの症状も起こしてきたりします。

確かに「西」のヨーロッパと「東」のアジアでは、メンタルの構造が正反対の面も多く、「低体温」「冷え」を説明しても理解してもらえないでしょう。

でも、あなたは、本能で「冷えが不調の原因」と感得し、生姜紅茶、足湯を実践されて、症状がよくなられたのですから、今後も「温め生活」を専一《せんいつ》に考えられ、実践され、益々お元気でお過ごし下さいませ。

――手記4　35度しかなかった低体温が生姜のおかげで36・5度に

C男さん（71歳男性）

私は広島県に住む71歳の男性です。

5カ月位前に先生の著書の『生姜力』を購入して熟読しました。生姜がこんなに身体によいとは思いませんでした。

さっそく生姜を買いに大型量販店、スーパー等に行きましたが、金時生姜はどこにもなかったので、「金時生姜粉末」を購入して飲みはじめました。

今日で5カ月くらいになりました。量は一日3回（朝起きてすぐ、昼食後、夕食後）約6g（大さじ山盛り一杯くらい）飲んでおります。私はもともと低体温で35度しかありませんでしたが、飲み始めて3カ月くらいで体温が36度〜36・5度前後に上がりました（大変嬉しい）。

持病である不整脈も改善され発作も起こさなくなりました。

また以前は肺も弱く、病院で肺年齢を測ったら84歳という結果でした。肺年齢はそれ以後測っていませんが、身体全体の調子がよく、一日一日が清々しく思います（免疫力が強化されたと思います）。

ただ一つ気になることがあります。それは本の中の「注意、こんな人は生姜摂取を避けて下さい」という項目の中で、

――◎生姜を摂取すると舌や顔が異常に赤くなったり、ほてったりする人とあり、最近鏡を見ると顔が赤黒くなったと気になって、いつも鏡を見るようになりました（以前よりだいぶ赤黒くなっています）。

時々口も乾きます。舌は変化ありません。

このような症状で続けて飲んでもよいのでしょうか？　迷っております（調子がよいので生姜は止めたくありません）。

どうしたらよいのでしょうか？　先生のご回答を心よりお待ちいたしております。よろしくお願い申し上げます。

（筆者からの返信）

C男様ご机下《きか》

冠省　お便り拝見しました。拙著をお読み下さり、ありがとうございました。

さて、生姜↓お顔の赤黒い……は、体内の老廃物の排泄現象で、よいサインだと思われます。

本にも書いていた「顔が赤くなったり、ほてったりする……」という注意事項にはあてはまらないと存じます。

何よりも「生姜紅茶」を飲まれて、体温も上がり不整脈もよくなられたのですから、しっかりお続け下さい。

なお、不整脈は、小生の自然医学的には「水毒」の1つと考えます。体内に余分な水分があると体を冷やすので、体は、鼻水、くしゃみ、下痢、寝汗……等々で余分な水分を出そうとします。

しかし、それで十分でない場合、体温を上げて水分を消費しようとします。1度体温を上げるには脈を10速くする必要があり、そのために頻脈《ひんみゃく》が発生します。頻脈になると脈も乱れがちになり、不整脈が起こりやすくなります。

C男様の場合、生姜の強心作用のほかにも、生姜により発汗、利尿作用が促されて、不整脈がよくなられたのでしょうね。

ご健勝、ご多幸をお祈りします。

――手記５　治らなかった胃痛も頭痛も便秘もすべてが解消

A子さん（30代女性）

初めまして。A子と申します。

突然のお手紙、申し訳ございません。どうしても先生にお聞きしたいことがあったので手紙を書かせてもらいました。

先生のご本はすべて読ませてもらいました。どの病院に行っても治らず、とても困ったところに、先生のご本に出会いました。

そのおかげで、胃痛、頭痛、生理痛、アレルギー、便秘、膀胱炎、むくみがすべてよくなりました。体重も63kgあったのですが、７kgも減りました。とても元気になりました。先生にとても感謝しております。ありがとうございました。

これから子供を作ろうと思うのですが、子供が出来た時は、サウナに入ってよろしいんですか？

私は、朝・昼、生姜紅茶で、夜に和食にします。それと、スクワットと毎日サウナに行っているのですが。

本には、朝食ぬき・生姜紅茶は妊娠中でも続けていいと書いてありましたが、サウナはどうなのかなと思いまして。サウナに行くと、本当にスッキリして、気分がよくなります。

妊娠中でもサウナはどうなんでしょうか？

（筆者からの返信）

A子様

冠省　お便り拝見いたしました。

拙書もたくさんお読み下さり、恐縮です。

胃痛、頭痛始め、たくさんの症状や病気が快癒されて、本当によかったですね。

さて、サウナの件ですが、何事もご自分で試されてみて「調子がよい」「気分がよい」ことは、免疫力も上がり体のためによい‼　と小生は思っております。

普通、サウナは高血圧や心臓病には禁忌ということになっていますが、鹿児島大学病院の循環器・呼吸器・代謝内科学の鄭《チヨン》教授は、心不全の患者に週３回、1回に15分ずつサウナ（60度）に入れて治療しています。

よって、あなたの場合も一般の医師や人々は、サウナはよくないとおっしゃるかとも思いますが、気分がよければ「よい」と思われてよいのではないでしょうか。

ただし、サウナ室内で「何分」と決めて頑張るのではなく、気分のよいところで出たり入ったりされるのがベストかと思います。

今後の益々のご健勝をお祈りいたします。

——手記6　どん底のうつ病生活から抜け出せました！

O・Kさん（28歳男性）

こんにちは。私がうつで苦しんでいた時、診察していただきまして、本当にありがとうございました。

抗うつ剤や睡眠薬に頼らず、生姜紅茶やニンジン・リンゴジュース、シソなどを用いた食生活や、ランニングなどの運動習慣、生姜風呂やサウナで余分な水分を出すなどの体を温める習慣など、手軽に実践できるアドバイスをたくさんしていただきました。

おかげさまで暗くうつうつとしたどん底生活から抜け出すことができ、自分の健康にも自信が持てるようになりました。

ここまで導いてくださった先生に感謝の気持ちでいっぱいです。

本当にありがとうございました。

諸事情で会社にはまだ復帰していませんが、今の仕事にこだわらず、今後自分が何をしていきたいのかを見つけたいと思います。

私は先生のように、いきいきと仕事をして多くの方を健康に導き喜びを与える生き方に、とても憧れを感じます。

分野は違いますが、私も多くの方に喜びを与えられる生き方を目指していきたいと思います。

うつを通して、健康は人生の貴重な財産であることを実感しました。今後とも先生の著作を読ませていただき、家族共々健康について勉強していきます。

（筆者からの返信）

体を温めて余分な水を出せば、うつ病は改善します。

うつ病は、北欧や北日本など、気温が低く日照量が少ないところに多いこと、また、11月から3月の寒い時期に発症することが多く、悪化すること、さらに雨の日や湿気の多い日、そして、午前中に調子が悪くなり、カラッとした晴天の日や午後には症状が軽くなることから鑑みると、「低体温」と「水＝湿気」を主因とする病気であることがわかります。

O・Kさんは生姜紅茶やニンジン・リンゴジュースで体を温めて、利尿を図り、運動、生姜風呂、サウナでも体を温めて、発汗・利尿を促し、「気を開く＝うつをよくする」シソなども食事に取り入れ、見事に抗うつ剤や睡眠薬から免《まぬが》れることができました。

このO・Kさんの体験記は、きっとうつで悩まれている多くの人々の大いなる力となると思われます。

なお、体内の余分な水分を出し、体を温める苓桂朮甘湯《リヨウケイジユツカントウ》とシソの葉と生姜を主成分とした半夏厚朴湯《ハンゲコウボクトウ》を併用すると、食事療法の効果を高めてくれることが少なくありません。

「うつ」の方で、漢方薬をご希望される人は、漢方に詳しい医師か薬剤師の診察を受けて、処方してもらうとよいでしょう。

――手記７　拡張型心筋症と診断されましたが、生姜紅茶で元気に働ける有難さを実感

D子さん（30代女性）

石原先生こんにちは。

今日はどうしてもお礼の気持ちを伝えたくて手紙を書きました。先生の本を読んで生姜紅茶を飲むようになってから体調がとてもよくなったのです。

私は30代女性。今年、拡張型心筋症と診断され、３月末から入院。４月の末に退院する際に、１日の塩分摂取量を５g以下にするよう指示を受け、厳格な塩分制限を始めました。

野菜は、ナトリウムを排泄するカリウムが豊富な生野菜を使ったサラダ。調味料は酢、レモン、マヨネーズ。

免疫力を高めるつもりで緑茶や、ビタミンC豊富なオレンジジュースを飲んで

いました。

塩分は少なければ少ないほど心臓によいのだと思って味のない食事をとり続け、1日の塩分摂取量が4gを超すことを自分に許しませんでした。まさに体を冷やす食生活ですね。体温もずっと35℃前半で「この体温計壊れてる?」と思っていました。

（今は36・4℃まで上昇）

厳格な塩分制限にもかかわらず、体調はよくならない。肺にたまった水も抜けない。

横になると苦しくて眠れない。BNPの値も1000を超えていました。発病してからは寝ても覚めても息苦しい毎日で、平地を歩いても息が切れ、重い荷物を運べなくて60歳を過ぎた母に代わりに持ってもらった時には、自分が情けなくて涙が出ました。

「この先の見えない苦しい生活がいつまで続くのだろう。役立たずな身体で生きるよりいっそ死んでしまいたい」

心配した母が差し出してくれたのが、先生の本でした。多過ぎる水分が体に悪いというのは、納得です。以前、めまいと動悸に苦しんだことがありました。漢方医に相談してもらった苓桂朮甘湯の処方で症状がウソのように改善したことを思い出したのです。

生姜紅茶だったらナトリウムもゼロだし、悪いことはないだろうと思い、飲み始めました。二日後、おしっこが気持ちよく出て、苦しさがマシになったように感じました。

「これはよいかもしれない！」

少量だったおしっこの量は、その後、だんだん増えました。今では朝、尿意で目が覚める程です。一カ月で体重が２キロ減り、脚が細くなる思わぬ副効果もありました♪

生姜紅茶をはじめてから約一カ月後、病院に行ったのですが、ＢＮＰの数値が劇的によくなっていました。ＢＮＰ値１５４８から６８０に下がったのです。

◆ＢＮＰ値の推移

4月20日	１４４９
4月27日	１６４９
5月18日	１５４９
6月15日	１３２０
7月27日	１５４８
9月7日	６８０

二カ月後に心電図、心エコー、胸のレントゲンをとることになりました。

生姜紅茶を飲み続けて、次回先生に嬉しい報告が出来ることを楽しみにしています。

もちろん、ＢＮＰは今でも高い数値ですし、心筋の機能自体がよくなっているのかはまだわかりません。利尿剤、ＡＣＥ阻害剤などの薬も病院の指示通り服用しています。

でも先生は私を救ってくれました。治らない病と言われる心筋症になり「根本的な治療法は心臓移植だけ。でも薬のコントロール次第で5年以上今は生きられるんだよ」とお医者さんから言われた時は、生きているダケでも有難いことだと本当に思っていたのです。

でも生きている以上、働いて食べていかなくてはなりません。動かない体を引きずるように会社へ行っていましたが、先の見えない苦しさで心が押しつぶされそうでした。毎日が息苦しいのと、そうでないのとでは一日の輝きが全然違います。

今は元気で働けることの有難さを実感しています。先生、本当にありがとうございます。益々のご活躍を期待しています。これからも多くの人が先生の本を読んで幸せになれますように。

心からの感謝をこめて。

（筆者からの返信）

ＢＮＰは心不全や高血圧で心臓に負担がかかった時、心筋から産出・分泌されるホルモンで、血管を拡張して心臓の負担を軽くする働きがあります。正常値は18・4未満ですが、心不全になると５００～２０００にもなります。Ｄ子さんのＢＮＰ値が１５４８から６８０に低下したのは、心筋の力が強くなり劇的に心不全が改善されている証左です。

強心剤をはじめ種々の薬を服用されながら下がらなかったＢＮＰ値が１５４８から６８０に下がったのはまさに生姜の強心効果のおかげでしょう。

「拡張型心筋症」は「心臓移植しか治療法がない」という難病ですが、このままいくと、移植しなくてもすむかもしれません。

――手記８　頻繁にひいていた風邪をひかなくなりました

E子さん（55歳女性）

10月の終わり、某書店で石原先生の『「体を温める」と病気は必ず治る』を買い求めました。

私は糖尿病で免疫力が無く、毎年11月になると必ず風邪を引き、自己の治癒力では絶対治らず、医者に行き何度も何度も点滴をします。点滴をしたからとすぐ治る訳ではなく、次の年の2月いっぱいまで引いたり治ったりの繰り返しでした。

医療費も何万円もかかり（糖尿病と風邪）、生活苦の我が家では病気より苦しいのが現状です。何とか風邪を引かない身体にできないものかと、何でもしました。

一年間たわしで身体を擦《こす》りましたが、何の効果もなくインフルエンザや風邪をくり返しました。

そこで、先生のご本の指導どおり、さっそく生姜紅茶を飲み始めました。

飲み始めた頃、基本的に生姜紅茶を理解して飲んでいこうとインターネットで生姜を調べました。

行き着いたところが、マンガンでした。そのマンガンがどれだけ糖尿病にいいかも知りました。

万歳、万歳でした。

生姜紅茶を飲み始めて半月くらいが過ぎた頃、少し喉が痛い（痛いような気がする程度）。

やっぱ生姜紅茶もダメなのか？

しかし次の日は何ともなく、痛いのを忘れていたぐらいです。

それから10日くらい経って、咳が出るようになりました。

でも咳といっても、日に3回くらい出る咳で、これも翌日には完全に止まっていました。

12月に入ると隣にいる孫たちが常に風邪引きマンで、「こりゃ、もうだめかなぁー」と思いつつ、でも殆どといっていいほど症状は無く、ちょっと風邪気味かなあーで通り抜けました。今日も風邪など引いてなく、元気です。

先生の本を買うことができ、私はラッキーでした。読んでいなければ、今年も昨年も風邪を引き、仕事も休み、皆に迷惑を掛けているところでした。

夫も最初信じていませんでしたが、私の現実をみて、今では一緒に生姜紅茶を飲んでいます。

生姜紅茶を飲み始めて、更年期障害でいつもイライラしていたのがなくなり、日々落ち着いた気持ちのよい生活をしております。

風邪を引くと、私は耳が悪くなり、人の声が遠くに聞こえ不自由していましたが、今年はその症状が全然ないので、すこぶる気分がいいです。

先生ありがとうございました。

いままでは自分の身体に自信が付き、風邪なんか絶対引かないと。自信過剰でしょうか？（笑）

夫にこんなことを言っています。

生姜紅茶を飲んでいると絶対認知症なんかならないから、ずーと死ぬまで飲んでいこうねえと。

先生、私は本当に嬉しいです。生姜、紅茶という安い食品でこんな元気になれたのだから。本当にありがとうございました。

（筆者からの返信）

風邪は英語で「cold」といいます。つまり「冷え」の代表的な病気なのです。よって、この風邪にしょっちゅう罹患されていたE子さんが、「生姜紅茶」の愛飲で、風邪から逃れられることができたのも、ひとえに「生姜」と「紅茶」の「体、温め力」にあると思われます。

また、生姜の辛味成分や紅茶のカテキンには、抗菌作用、紅茶のテアフラビン（赤い色素）には、インフルエンザウイルスに対抗する抗ウイルス効果がありまス。

風邪のみならずインフルエンザの予防のためにも、是非、生姜紅茶の愛飲をこれからもお続け下さい。

――手記9　生理不順もアトピーもなくなり、元気に健康にパワーアップ！

F子さん（34歳女性）

石原先生、こんにちは。はじめまして。私はF子と申します。

石原先生の『生姜で体を温めれば、血液サラサラ病気も治る』を拝読し、とっても元気に健康にパワーアップしました！

お礼の気持ちをお伝えしたくてお手紙を書いております。

石原先生、心から、ありがとうございます。生姜紅茶＆生姜風呂を昨年の11月から始め、約3カ月経ちました。ほんとに、毎日やる気があふれ、前向きな気持ちになり、とにかく、毎日Ｈａｐｐｙ！　なんです。その上、体があたたまったからだと思いますが、生姜紅茶を飲んだ次の日から隠れ喫煙（一日5本程度、自宅のみで）から脱出できて、真のノンスモーカーになれたんです。その上、生理不順も改善し、アトピーがほんの少しあった肌も、ほとんど落ち着き、キレイです。

これほど顕著によさを実感できたのは、生まれて初めてです。石原先生から身体をあたためることの大切さや、生姜のよさに気づかせていただけたからです。ほんとに私、生まれ変わった感じなんです（すごくツキもよくなって、強運になりました！　心も体も元気だからですネ）。

石原先生に感謝の気持ちでいっぱいです。ありがとうございます。これからも先生のご活躍、応援しております。

（筆者からの返信）

「生姜紅茶」＆「生姜風呂」で、体が温まり、精神的にも、「やる気」「ハッピーな気分」が表れてきたのは、「ginger」の意味にある「意気、軒昂、元気、気骨……」そのものの、体現ですね。

生理不順、生理痛は、子宮・卵巣への血行不順よりくる「子宮・卵巣の機能低下」が原因で起こります。つまり、子宮・卵巣の納まっている下腹部の「冷え」

が原因です。

アトピーも体内の余分な水分と老廃物が体表に出てきた状態ですので、「冷え」と「水毒（水分過剰）」の病気です。生姜紅茶により、体やお腹が温まり、余分な水分が尿や汗で体外へ出ていき、生理不順、生理痛、アトピーが改善したのでしょう。

――手記10　ひどい生理痛が、生姜紅茶のおかげでなくなりました

G子さん（40代女性）

一筆申し上げます。

初めてお手紙させて頂きます。G子と申します。先生の本を拝見させて頂き、毎日生姜紅茶を飲んでいます。生姜紅茶のおかげで、本当に体が温まり、毎日笑顔で元気に過ごせるようになりました。

生姜はエネルギーの源だと思うようになりました。

本当に先生のおかげです。ありがとうございます。感謝の気持ちでいっぱいです。

私が生姜紅茶を飲み、変化があったことを報告させて頂きます。

現在N市の和風レストランで働いています。

女将さんと娘さんが9月に伊豆（注・筆者が運営する保養所）に行った時の体験談を詳細に伺うことができました。そして、女将さんから先生の本を薦められたのがきっかけとなりました。

以前、私は生理痛が大変ひどく、毎月激痛で苦しんでいました。

それにたえられなく、生理休暇をとり仕事を休むことがありました。いくつかの婦人科を受診しましたが特に異常がないと診断されました。

ある医師に漢方薬をすすめられて、4、5年前から毎日3回食前にツムラの五《ゴ》苓散《レイサン》と六君子湯《リックンシトウ》を飲んでいました。飲みはじめたら飲む前よりか、少しは体温に変化があり、体が温かくなりました。それでも効果が出始めたのは2年か、3年が経過した頃でした。

女将さんにも是非実行するとよいと薦められ、生姜紅茶を飲みはじめて、3日後に生理がきました。目からうろこでした。たった3日間飲んだだけで、生理痛がなく、快適に生理日を過ごすことができました。

こんなにも女性として生まれたことを嬉しく感じる日はありませんでした。10月、11月、12月と3カ月間生姜紅茶のおかげで、激痛だった生理痛とはさよならできたみたいです。

今は毎日ぽかぽか体の温まる日々を過ごし、生姜が手放せなくなりました。こんなことなら、漢方や医師に頼ることなく、もっと早くから生姜に出会えていれば苦しまなかったかもしれません。一番嬉しいのは、明るく笑顔になったと言われることです。

自分でも不思議なくらい、体の中からエネルギーがわいてきます。

女将さんがよく店でお客様から質問されています。

「どうしてそんなに元気なの？」と。女将さんは自らの体験談をお客様に話して、生姜紅茶や、ニンジン・リンゴジュースの話をしています。私も体が元気になってエネルギーが出てくると、よかったことは人にお伝えしたくなります。だから友人に生姜のよさを知らせています。

当レストランのスタッフは毎日仕事が始まる前に女将さんが作って下さる生姜紅茶を飲むのが習慣となりました。このごろは、以前にも増してスタッフの笑顔がより輝き、店が活気にあふれている気がします。

人にとって、元気でいられることは本当に大事なことだとつくづく思いました。先生の本に出会えたことに大変感謝致します。いつかお会いすることができたらと思います。

本当にありがとうございます。　かしこ

（コメント）

子供が「寝冷えすると下痢（水様便）して腹が痛くなる」（冷→水→痛）「冷房の部屋に長い間居ると、頭痛がする」（冷→痛）。

●イシハラ式「冷」「水」「痛」の三角関係図

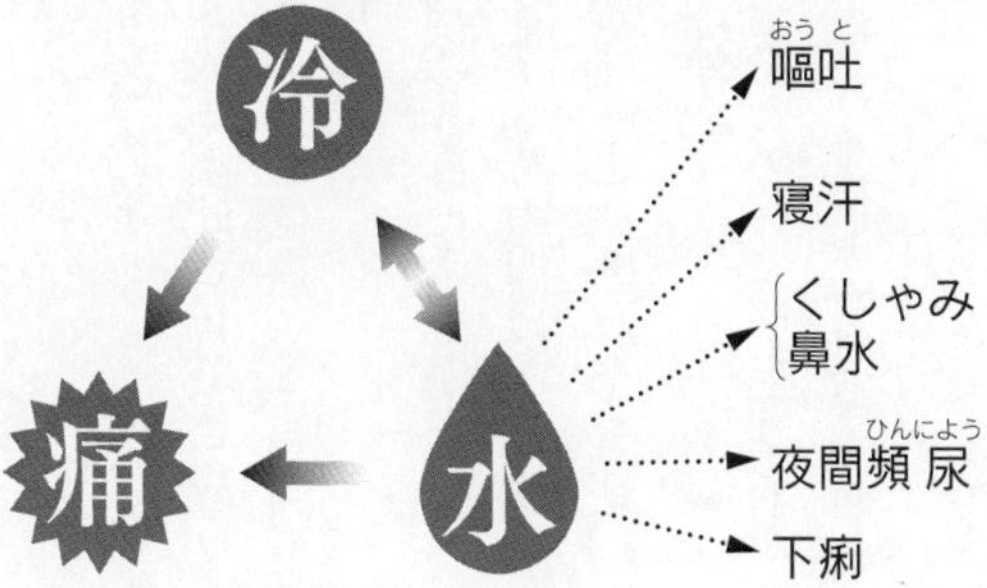

「雨の日にはリウマチや関節痛がひどくなる」（水→痛）、「雨にぬれると冷える」（水→痛）の如く、「冷」「水」「痛み」はそれぞれ、関連し合った事象です。

これは、漢方医学を勉強している時に気づいた事象なので石原式「冷」「水」「痛」の三角関係図と勝手に命名しております。

人間は、熱（体温）で生きているのですから、「冷え」ると十分な代謝活動ができず、不調・病気に陥ります。「風邪（cold）は万病のモト」と言われますので、「冷えは万病のモト」と言い換えてもよいでしょう。

よって、冷えた場合、体内の余分な水分を

体外へ排泄して、体を温めようとします。それが、

寝冷え→下痢

風邪をひく→くしゃみ、鼻水

偏頭痛→嘔吐（胃液という水分の排泄）

老人（体温低い）→夜間（気温・体温が低下）頻尿

です。

また、体内に水分が多い人、何か病気がある人は、体温・気温が一番低くなる午前3~5時の間に、寝汗をかくことが多いものです。汗（水分）を出して、体を温めようとする反応です。

G子さんのひどい生理痛が、生姜紅茶で改善したのは、生姜の「体温め」効果と、「発汗・排尿」効果の賜物です。

——手記11　生姜紅茶と生姜風呂で小顔になり肌もツルツルに

H子さん（32歳女性）

石原先生、初めまして。H子と申します。

今日は、先生にどうしてもお礼を申し上げたくてペンをとりました。

私は今、32歳で、結婚して一年半が経つのですが、結婚する前のOL時代は大変な冷え性で、またホルモンバランスも悪かったのか、顔のフェイスラインと首に吹き出物がひどく、週末になると熱が出るといったような辛い時期が長くありました。そんな時、たまたま本屋さんで石原先生の『「体を温める」と病気は必ず治る』を拝読し、大変感銘を受けて、毎日半身浴をして汗をたくさんかき、腹巻きをして五本指ソックスをはくようにしました。

昨年の10月にまた本屋さんで先生の『生姜で体を温めれば、血液サラサラ病気も治る』を見つけ、さっそく買って拝読致しました。この本で私は生姜の効能の素晴らしさに感激し、とにかく生姜紅茶を毎日飲み、料理にも積極的に使い、そしてお風呂に毎日おろした生姜をお茶パックに入れて浮かべました。

そうしましたら、びっくりするくらい顔が小顔になり、何人もの友人から立て続けに「どうしてそんなにキレイになったの？」と言われたのです。もう、うれしくてうれしくてたまりませんでした。

うれしいのはそれだけではありませんでした。一緒に生姜紅茶を飲み、生姜風呂に入っていた夫が、もともと青い顔をしていたのですが、一カ月くらいたった後、顔に赤みがさしてきたのです。最初はおでこの部分が赤く、その後、日を追うにつれ、全体の顔色がよくなってまいりました。朝起きるのも前ほど辛くなくなったと言います。

これはすごい！　ということになり、体調の悪い友人の何人かに石原先生の本と生姜を差し上げました。

そうしましたら、すぐに実行した友人のひとりから、体が温かくて温かくてとても気持ちがよいと感謝され、また別の友人から「しばらく生理が不順で、体温も、高温期も低温期も分からないくらいガタガタで排卵もしていないと医者に言われたのに、生姜紅茶を飲むようになったら体温が安定し、先日、産婦人科できちんと排卵があると言われた」と、とても喜んで知らせてくれました。

その他にも、その友人のご主人やご両親からうれしい報告が次々と届き、私もうれしい気持ちで一杯でした。

私自身も飲み始めた時の基礎体温は時々、35℃台しかありませんでしたが、今は36℃を下回る日がなくなりました。

健康で生活できるということは、何よりもうれしいことですから、本当に石原先生によいことを教えていただいて感謝しております。また、私だけでなく、周りの方々にも喜んでいただけて、心から幸せを感じました。

これからもずっと続けていきたいと思います。これから子供ができても、家族全員が健康であることを一番の目標とし、その上で、あいた時間に仕事も頑張ろうかなと思っています。

石原先生、本当にありがとうございました。先生もご多忙とは存じますが、体に気を付けて、ますますのご活躍をお祈り致します。

（筆者からの返信）

小顔になられたのは、生姜の発汗・排尿作用により、顔の「むくみ」がとれたからでしょう。

さらに、ご主人の青い顔が、赤みのさした健康色になったのも、生姜の血管拡張、温め効果で、顔のみならず、全身の血行がよくなったからだと思われます。

また、ご友人の生理不順の改善、排卵の正常化も、子宮・卵巣への血行がよくなり、その働きが、健全になったからでしょう。

これからも、「生姜紅茶」「半身浴」「腹巻き」「5本指ソックスの着用」……等々で、温め生活を続けられ、益々、ご健康になって下さい。

――手記12　体を温める生活を始めなんと2カ月目に妊娠できました

I子さん（30代女性）

『「体を温める」と病気は必ず治る』を読んで手紙で質問させていただき、すぐに返事をいただきましたI子です。その節は大変ありがとうございました。

先生の本のとおり、私自身、毎日生姜紅茶を飲み、カイロでお腹と背中を温める生活をしておりました。腹巻きもしました。

前回の手紙では書いておりませんでしたが、その頃から私は第二子を授かるのを望んでおりました。体を温める生活を始め、２カ月目になんと、妊娠に気づきました。

これは、体を温めた生活をしたからなんだと思い、うれしくて、またこのようにお手紙を書きたくなりました。

ほんとうに、どうもありがとうございました。今はまだ3カ月目ですので、流産等気をつけながら生活していきたいと思います。

先生もどうぞお体に気をつけて、これからもたくさんの人々を救っていただきますよう、どうぞご活躍なさりますよう、心からお祈り申し上げます。

（コメント）

今、日本には不妊症で悩む人が少なくありません。私が経営する伊豆のニンジンジュース断食による健康施設では、別に不妊症治療をしているわけではないですが、この30年間で、「自然妊娠は絶対に無理です」という診断を受けた約40人の「不妊症」のご婦人が、数日ないし1週間のジュース断食を経験され、その後も毎日朝食代わりにニンジンジュースを愛飲された結果、めでたく、ご懐妊・ご出産をされました。

よって、私は冗談で「ニンジンジュース」は「妊娠ジュース」などと講演の時言っては聴衆を笑わせています。ニンジンには確かに生殖力を強くする働きがあります。しかし、それに加えて「妊娠」を促進した要因に断食＝空腹があります。

私が生まれた1948（昭和23）年は、敗戦後すぐで食料がほとんどなかった時代です。その時、子供がたくさん生まれました。「貧乏人の子だくさん」とも言います。そのため今でも発展途上の、食料の乏しいアフリカや東南アジアの国々では子供の数が多いのです。

動物は、少し栄養が低下し、その個体に危機が迫ると、次の世代を残そうとする本能が働き、生殖力が強くなります。

反対に現在の文明人のように飽食になると、逆に生殖力が落ちます。よって、「ニンジンジュース断食」で少々の空腹を経験すると、生殖力が高まる、と考えられるのです。

また、不妊症は、子宮・卵巣の働きが健常でないから起こります。その働きをよくするには腹巻きで、子宮・卵巣の位置する下腹部を温めてあげることも必要です。

――手記13　石原式基本食でγ‐GTP、中性脂肪、血糖値が劇的に下がりました

L男さん（67歳男性）

『「体を温める」と病気は必ず治る』を読んで実行。朝は生姜紅茶がほとんど。

たまにニンジン・リンゴジュース。昼はそば、山芋、生姜、わかめ。夜は玄米、おかずはふつうにできるだけ和食に近いようにしています。長年、中性脂肪とコレステロールの値が高くて困っていました。それと体温が35・3℃でしたが、36・2℃まで上がりました。体重が減少して心配ですが、体調がよいように思いますので続けたいと思います。アドバイスしていただけますか。

（筆者からの返信）

L男様

冠省

お便り（FAX）を三笠書房の編集者よりいただきました。ありがとうございます。さて、血液検査の一覧表を拝読いたしましたが、実に見事と言うほかありません。これだけすべての検査値を正常化させる薬など、この世に存在しませんし、万一あったとしましても、薬には、副作用がつきものです。でも、L男様におかれましては、

●L男さんの数値

	H18.08.20	H19.02.17	H19.06.06
γ - GTP	85	92	24
中性脂肪	182		48
総コレステロール	216	238	183
HDLコレステロール	48	49	48
血糖	175	97	87
動脈硬化指数		3.86	2.8
体重（身長163㎝）		53kg	48kg

①γ‐GTP高値（西洋医学ではアルコール過剰、私の自然医学では体内の水分過剰）も劇的に改善！（正常値60以内）

②中性脂肪も劇的改善（正常値150㎎／dℓ未満）

③総コレステロールも改善（正常値219㎎／dℓ未満）

④HDLコレステロール（動脈硬化を防ぐ善玉コレステロール）は、総コレステロールが減少したのに変わらないので、大変よい

⑤血糖は正常値110㎎／dℓ未満なので、糖尿病の中程度状態＝175㎎／dℓであ

ったのに劇的改善

⑥動脈硬化指数、改善

と、素晴らしいの一言につきます。

体重減少は、これまで体内に蓄積していた余分な脂肪、糖分、水分（何と言っても体重の60％以上が水分ですから）、老廃物を、今の少食（1日2食）により排泄し、本当の健康体になられた証拠です。今後、同じ食生活を続けられても少しずつ体重が戻られるとは存じますが、肥満の人から先に病気になり死亡していく傾向が強いようですので、体重減少は、メタボリックシンドロームの予防のためにも大変よいことです。

ただし、今後ウォーキング、スクワット等々の筋肉運動で筋肉を少しずつ増やしていかれると、健康的な体重の増加が得られると存じます。

〝体調が順調〟でいらっしゃるのですから、何のご心配もなく、この健康法をお続け下さいませ。

益々のご健勝、ご多幸をお祈り致します。

――手記14　腎臓が悪く高血圧ですが、コレステロール、クレアチニンの数値が改善

M子さん（60代女性）

私は腎臓が弱く、腎臓からくる高血圧で、毎日次のような薬を飲んでおります。

早朝　アーチスト錠10mg

朝食後　バファリン、ブロプレス錠　各1錠

2カ月に一度の診察で血液・尿検査、栄養指導を受けています。他に病気はありません。

栄養指導では高カロリー、低タンパクの食事を指導されています。本来食は細く、肉は嫌いで、塩分は6gに制限、タンパク質を30g摂り、1日1800キロカロリーと言われたため、塩分は極力制限し、油ものを努めて摂るように心がけていました。

ところが最近になってコレステロール、クレアチニン、カリウム、の数値が上がってきて、コレステロールとカリウムの薬まで飲まなければならなくなりました。

「こんなにたくさんの薬を飲むのはいやだなあ」と思っておりましたところ、石原先生のご本に出会い、さっそく「朝だけ断食」の生活を始めました。

朝　生姜紅茶1杯、ニンジン・リンゴジュース200cc

昼　そば粉を使った手打ちザルそばかトロロそば、またはスパゲティー

夜　タコかイカの刺身少々

ごはん　100g

納豆または、しらすダイコンおろし（1日おき交互に）
味噌汁（わかめと豆腐）
梅干し　1個
ビール　500㎖

小腹がすけば、チョコレートか黒飴、他のものは一切食べません。

これが私の毎日の食事です。体調は悪くなく、排尿も排便も順調でむしろ回数も多いです。

ですから、楽しんで「朝だけ断食」をやっていました。

ところが、次の検診のために血圧測定をしましたところ、なんと、

朝　上140～150㎜Hg　下90～100㎜Hg
夕　上150～160㎜Hg　下100～110㎜Hg

と上がってしまいました。なぜ、血圧が上がって下がらないのでしょうか。また、これからもこの食生活を続けてよいでしょうか。

石原先生の所見をぜひお伺いしたく存じます。よろしくお願いします。

(筆者からの返信)

人間の体内では、血液の循環が悪いところに病気が起きやすく、逆に血液の循環をよくしてあげると、病気は治りやすくなります。

なぜなら血液が、栄養、酸素、水、白血球などをたずさえて全身を巡り、60兆個の細胞を養っているからです。

腎機能が落ちますと、腎臓は自分自身を治すために血液をたくさん腎臓に送ってもらわなければなりません。

そこで、腎臓はレニンというホルモンを分泌して血圧を上げるのです。血圧が上がると、腎臓にも血液がたくさん送られるからです。

しかし、西洋医学では高血圧そのものを悪い現象とみて、必死に下げようとします。しかし、死んだら血圧は「0」になるし、低血圧の人は普通元気がないのですから、血圧はある面「生きる力」です。

大阪大学医学部ご出身の浜六郎医師は、『高血圧は薬で下げるな！』（角川oneテーマ21）という本を書かれ、上180㎜Hg／dℓ、下110㎜Hg／dℓまでは、薬の服用は必要なし！　と何万例のデータから結論されています（私はそこまで言う自信はありませんが……）。

M子さんの今の140〜160／90〜110㎜Hgは、腎臓が一生懸命血液を要求している姿だと思います。

「カリウム」も60兆個の細胞内に存在していますが、少なくなると細胞の力が落ちます。むしろ、腎不全の方など、カリウムが少々高めの方が調子よい、とおっしゃる方も少なくありません。

西洋医学・栄養学は分析学の一面があり、計算でつじつまを合わせようとします。

しかし私は、実際にご自分が食事療法なり運動なりやってみられて「調子がよい！」という方法を続けられるのが一番よい、と思っています。

私はM子さんが今やっておられる食事法は間違えているとは思いませんし、むしろよいと思っています。ご体調がよかったら、続けてみられるとよいでしょう。

なお、腎血流をよくするため、ぜひ、1日中、1年中、腹巻きをすることをおすすめします。

また、時間がある時は、足浴を1日1～2回やってみて下さい。

（M子さんからの返信）

先日はお手紙をありがとうございました。このたび検査がありまして、その結果がよかったのでお礼を申し上げたく思い、ペンをとりました。

総コレステロール　254㎎／dℓ　↓　187㎎／dℓ

HDL（善玉コレステロール）　60㎎／dℓ

LDL（悪玉コレステロール）　153mg／dℓ　↓　109mg／dℓ
クレアチニン　2・17mg／dℓ　↓　1・94mg／dℓ
尿酸　10・9mg／dℓ　↓　8・9mg／dℓ
尿素窒素　42mg／dℓ　↓　26mg／dℓ
カリウム　5・5mEq／ℓ
血圧　150／94mmHgを前後しています

病院からは血圧、コレステロール、カリウムの薬はいただいておりますが、血圧の薬しか飲んでおりません。

生姜紅茶、ニンジン・リンゴジュースの「石原式基本食」を続けてきてよかったと思っています。腹巻きも毎日欠かさずつけております。

これからもこの食事は続けていこうと思っておりますが、カリウム、クレアチニンの数値は改善されていく見込みはあるのでしょうか。

（筆者からの返信）

種々の数値がとても改善されており、びっくりしました。特に、腎機能の指標となるクレアチニン、尿素窒素を改善する西洋医学の薬はほとんどなく、奇跡的ともいえます。コレステロールやLDLを下げる西洋薬はありますが、肝機能障害、筋肉融解症などの副作用が現れることがあり心配です。

これだけ、改善されたのですから、このままの生活療法を根気よく続けられることが一番です。「カリウム」については、あまり気にされる必要はありません。ますますのご健勝、ご多幸をお祈りいたします。

――手記15　ニンジン・リンゴジュースと生姜紅茶で心が元気になったんです

S・Hさん（64歳）

うっそー。開口一番にこんなお言葉をかけてすみません。

ニンジン、リンゴジュースと生姜紅茶を3か月飲んだ結果、「心」が元気になったんです。本当にほんとうのお話なんです。64歳になりますが、「年甲斐もない」と笑われそうですが、こころが元気になったのが実感でわかるんです。夢ゆめの体験でして、心の底から石原先生には感謝もうしあげます。

正直な話ですが、びっくりなされるような多数の薬を寝る前に服用していますので、こころが元気になったことは先生のおかげと喜んでいまして、まずはご報告しなければと思いました。

そして、体重は5キロ減、LDL（悪玉コレステロール）は187から132（正常値139㎎／dℓ以下）になりまして、中性脂肪も373から246（正常値150㎎／dℓ以下）に下がり、対症療法では数値は身動きもしなかったので、内科の先生も驚いておられます。

石原先生が御出版なされたおかげで、私の今日の「こころ元気、実感、体感」がありまして、とりあえずはご報告しなければと思い、幸せ気分の気持ちをしたためました。本当にありがとうございました。

（コメント）

S・Hさんのご服用薬はすべて向精神・神経薬（抗うつ・抗痙攣・入眠……）です。うつ症状が強い方のように思われます。

生姜紅茶、ニンジン・リンゴジュースにより、体が温まり、中性脂肪やLDL（悪玉コレステロール）の燃焼がよくなって値が低下したのでしょう。

また、生姜やニンジンの毎日の摂取により「気」の力が増し、「こころが元気になった」のだと思われます。

このように、「気力の低下」や「うつ」は、体の冷えと大いに関係しています。

今後も是非、生姜紅茶、ニンジン・リンゴジュースを続けられ、さらにウォーキングはじめ何らかの筋肉運動、入浴・サウナその他で体を温められ、益々、心も体も元気になってほしいものです。

第8章

体を温めて、さらにおいしい！生姜レシピ36

生姜の基礎知識

【生姜の選び方】

硬くてふっくらしたものを選びましょう。成分の濃いひね生姜が、おすすめです。

【生姜の調理のポイント】

生姜の栄養の70％近くは皮にあるので、生姜はきれいに洗って、皮をむかずに使うようにしましょう。

生姜に多く含まれる免疫成分（ジンゲロール）は、空気にふれて3分以上経つと酸化し始め、15分で50％にまで減少します。生姜はなるべく3分以内に調理しましょう。

また、ジンゲロールは、30度を超えると発汗作用のあるショウガオールに変化し始め、60度で半分ずつに、100度ですべてショウガオールに変わります。

【生姜の保存方法】

常温（10度以上）保存が望ましいですが、生姜は90％が水分でカビやすいため、梅雨どきや夏場は、冷蔵庫で保存してもよいでしょう。冷蔵庫で保存した時は、太陽に当てると生姜の栄養が戻ります。両面を夏は40分くらい、冬は1時間くらい日に当てるとよいでしょう。

作り置きしたい！生姜のハチミツ漬け

生姜をハチミツに漬け込むだけの簡単レシピ。生姜とハチミツのつぎ足しで、栄養効果が高まります。

作り方

①　生姜（200g）はよく洗い、水分を取ってから皮ごとスライスする

②　保存容器などに①とハチミツ（500g）を入れる。この時ハチミツから生姜が出ていると、カビの原因になるので注意

③　できるだけ、1日1回かき混ぜるようにする。生姜の栄養がハチミツに流れて、生姜がしなびてきたら、新しい生姜を足す。何度でもつぎ足して保存できる

生姜ごはん

生姜の食感がクセになります

材料　★2人分

米　3合

塩　小さじ1+1／2
生姜（みじん切り）10g
塩シャケ　1切れ
オオバまたはネギ　適宜

作り方

① 塩シャケを焼いておく
② 炊飯器に米、水（白米を炊く目盛りまで）、塩、生姜を入れ、混ぜる
③ ②に①をのせて、炊く
④ オオバまたはネギを③にのせる

one point
塩シャケは焼いてから炊くと、臭みが出にくくおいしい。また、焼き皮は取りのぞきましょう

生姜味噌冷奴

生姜味噌はごはんとの相性も抜群

材料　★2人分

豆腐　1／2丁

オオバ　適宜

A　田楽味噌　大さじ2

生姜（おろし）　小さじ1

ニンニク（おろし）　小さじ1

ニンニクチップ（細かくくだいたもの）　大さじ1

ネギ（みじん切り）　大さじ1

すり白ゴマ　小さじ1

B　ラー油　小さじ1/2
　ゴマ油　小さじ1

作り方

①Aを混ぜ合わせる
②①にBを加え、混ぜ合わせる
③②を豆腐にかけて、オオバをそえる

one point

生姜味噌は、ホウレンソウなどと和えたり、ごはんにのせてもおいしく食べられます

生姜チャーハン

生姜を使うと本格的な中華の味に近づきます

材料　★2人分
ごはん　茶碗2杯
卵　1個
ネギ（みじん切り）　小さじ1
塩だれ　大さじ2
生姜（みじん切り）　小さじ1
ゴマ油　少々
サラダ油　小さじ1
エビ（ボイル）　適宜

作り方

① ごはんをボールに入れ、卵、ネギ、塩だれを加えて、よく混ぜておく
② フライパンにサラダ油をひき、生姜を軽く炒め、①を入れる
③ ②がパラパラになってきたら、ゴマ油を入れて軽く炒め、エビをのせる

one point

ごはんと卵を混ぜてから炒めると、パラパラに仕上がります

生姜焼きめし

みじん切りにした生姜の食感がいい

材料　★2人分

ごはん　茶碗2杯
生姜（みじん切り）　小さじ1
塩　少々
焼肉のたれ　大さじ1
バター　小さじ1
サラダ油　小さじ1
ジャコ　大さじ1
ネギ（小口切り）　適量

作り方

① フライパンに油をひき、生姜を軽く炒める
② ①にごはんを入れ、少しパラパラになったら、塩を入れる
③ ②に焼肉のたれを半分入れて炒める
④ ③に残りの焼肉のたれと、バターを入れ、軽く炒める

⑤　④にジャコとネギをのせてでき上がり

one point

焼肉のたれは2回に分けて入れましょう。そうすることで、焼きめしがベタベタにならず、さらっとした仕上がりになります

生姜明太子パスタ

生姜とニンニクの風味が食欲をそそります

材料　★2人分

スパゲッティ　200g

明太子　1腹

塩だれ　大さじ3

生姜（みじん切り）　大さじ1／2
ニンニク（みじん切り）　大さじ1／2
サラダ油　小さじ1
ネギ（小口切り）　少々

作り方

①　スパゲッティを茹でる
②　明太子をほぐし、塩だれをかけておく
③　フライパンに油をひき、生姜とニンニクを炒め、茹で上がった①と②を加えて混ぜて、ネギをのせる

one point

パスタのほかに、そうめんや、うどんを使ってもおいしく食べられます

ワカメスープ

ほんのり生姜風味で体を温めます

材料　★2人分
だし　500cc
卵　1個
カットワカメ　少々
ネギ（小口切り）　少々
A　生姜（おろし）　3g
塩　3g
ゴマ油　小さじ1
塩だれ　大さじ1

焼肉のたれ　小さじ1

作り方

① 鍋にだしを入れ、煮立ったらAを入れる

② ①にワカメとネギを入れ、溶き卵を円を描くように少しずつ入れる

one point

春雨を入れても、ヘルシーでおいしいスープになります

トマト生姜ソースパスタ

生姜はチーズとの相性も抜群です

材料　★2人分

スパゲッティ　200g
生姜（みじん切り）　大さじ1／2
ニンニク（みじん切り）　大さじ1／2
エビ（ボイル）　3尾
トマトソース　大さじ4
塩だれ　大さじ2
とろけるチーズ　10g
サラダ油　小さじ1

作り方

①　スパゲッティを茹でる
②　フライパンに油をひき、生姜とニンニクを炒め、エビ、トマトソース、塩だれを加える
③　②が温まったら、茹で上がった①と、とろけるチーズを入れ、チーズが溶け

たらでき上がり

one point
生のエビを使う時は、生姜とニンニクと一緒のタイミングで、炒めて下さい

生姜風味の野菜スープ

生姜を加えてもっとヘルシーでおいしく

材料　★2人分
だし　500cc
キャベツ（千切り）　1／10個
ニンジン（短冊切り）　1／4本
タマネギ（薄切り）　1／2個

シメジ　1／4房
溶き卵　1個
A　生姜（おろし）　3g
ナメタケ　大さじ1
塩　小さじ1
バター　3g

作り方
① 鍋にだしを入れ、煮立ったら野菜、シメジを入れる
② 野菜に火が通ったらAを入れ、溶き卵を円を描くように少しずつ入れる

one point
具は残り野菜など何でもOK！　春雨やベーコンを入れてもおいしい

生姜塩焼きそば

いつもの焼きそばにひと工夫しました

材料　★2人分
焼きそば　2玉
生姜（千切り）　小さじ1
ニンジン　少々
キャベツ　少々
モヤシ　少々
ホタテ（ボイル）　4個
塩だれ　大さじ2
塩　少々

サラダ油　小さじ1
青ノリ　適宜

作り方

①　焼きそばは軽くほぐしておく
②　フライパンに油をひき、生姜を炒める
③　②に具を加え、火が通ったらめんを入れて、軽く炒める
④　③に塩だれを入れ、全体に味をなじませたら、塩で味を整えて青ノリをかける

one point
焼きそばは、あらかじめ蒸してある「蒸し焼きそば」を使うと、よりおいしく仕上がります

生姜味噌焼きうどん

生姜は味噌の味をまろやかにします

材料　★2人分

うどん　2玉

生姜（みじん切り）　小さじ1

ニンニク（みじん切り）　小さじ1

エビ（ボイル）　適宜

ネギ（小口切り）　適宜

サラダ油　少々

A（たれ）

田楽味噌　大さじ2

味噌　小さじ2
醤油　少々
酒　大さじ1

作り方

① Aを合わせておく
② フライパンに油をひき、生姜、ニンニクを炒める
③ ②に、水で軽くほぐしたうどん、エビ、①を入れて炒め、ネギをのせる

one point

Aのたれは、野菜炒めに使ってもおいしい

生姜ゴマだれそうめん

ドレッシングに生姜を加えるとつけだれに変わります

材料　★2人分

そうめん　200g

ネギ（小口切り）　小さじ1

オオバ　適量

生姜（おろし）　適量

A（つけだれ）

そうめんつゆ　200cc

生姜（おろし）　小さじ1

ゴマドレッシング　大さじ2

すり白ゴマ　大さじ1

作り方

① そうめんを茹でる。ひと口分くらいを箸に巻きつけ、箸を抜いて盛り、ネギ、オオバ、生姜をのせる

② Aを混ぜ合わせつけだれを作る

one point

サラダ感覚で食べられるそうめんなので、野菜の千切りなどをのせてもよいでしょう

ピリ辛生姜冷やしめん

冷たいめんも生姜の効果で体を温かくします

材料　★2人分

中華めん　2玉
キャベツ（千切り）　適量
ネギ　適宜
のり　適宜
A（つけだれ）
　だし　100cc
　生姜（おろし）　小さじ1
　焼肉のたれ　100cc

作り方

①　めんは、茹でて水にさらし、水気を取っておく
②　Aを混ぜ合わせ、好みでネギを加える

③　①にキャベツとのりをのせる

one point
つけだれは、冷たいままでも、温めてもおいしくいただけます

生姜風味のサンドウィッチ

生姜はパンにも使える万能食材です

材料　★2人分
サンドウィッチ用パン　4枚
バター　適量
レタス　適量
トマト　適量

A
ツナ缶　1缶
生姜（おろし）　小さじ1
タマネギ（薄切り）　適宜
マヨネーズ　大さじ2

作り方

① Aを混ぜ合わせて、ツナサラダを作る
② パンにバターと①をぬり、レタスやトマトをはさむ

one point

ツナ缶の代わりにポテトサラダを使ってもよいでしょう

生姜風味のツナトースト

いつものトーストが生姜でもっとおいしくなります

材料　★2人分

食パン　2枚
ピザソース　大さじ2
とろけるチーズ　2枚
A　ツナ缶　1缶
生姜（おろし）　小さじ1
タマネギ（薄切り）　適量
マヨネーズ　大さじ2

作り方

① Aを混ぜ合わせて、ツナサラダを作る
② 食パンにピザソースをぬり、①ととろけるチーズをのせて、250度のオー

ブンで10分程度焼く

one point
キノコやベーコン、カニなど、いろいろなトッピングをしても楽しい

生姜風味のエビフライ

胡椒の代わりに生姜パウダーを使いました

材料　★2人分
エビ　6尾
塩　少々
生姜パウダー　少々
小麦粉　少々

卵　1個
パン粉　大さじ4
揚げ油　適量
A（ソース）
生姜（おろし）　小さじ1
ハチミツ　小さじ1
マヨネーズ　大さじ2
タマネギ（みじん切り）　小さじ1
セロリ（みじん切り）　小さじ1
パセポン（パセリのみじん切り）　少々

作り方

① エビは背わたを取ってのばしたら、塩と生姜パウダーをかける
② ①を小麦粉、卵、パン粉の順につけ、油で揚げる

③　Aを混ぜ合わせ、②にそえる

one point
市販のタルタルソースに、生姜とハチミツを加えてもよいでしょう

和風生姜ドレッシングのサラダ

生姜とハチミツはドレッシングとの相性が抜群です

材料　★2人分
ダイコン　100〜150g
A（ドレッシング）
和風ドレッシング　大さじ2
生姜（おろし）　小さじ1

ハチミツ　大さじ1
ゴマ油　少々

作り方

① ダイコンを千切りにし、軽く水にさらしておく
② Aを混ぜ合わせ、ドレッシングを作る

one point
和風ドレッシングのほかにも、中華ドレッシングや薄味ポン酢などでも、おいしくできます

キンメの生姜甘酢あんかけ

何にでも使える生姜風味の甘酢です

材料　★2人分

キンメ　2切れ
片栗粉　小さじ2
揚げ油　適量
だし　200cc
水溶き片栗粉　適量（片栗粉小さじ1程度）
A　生姜パウダー　適量
ガーリックパウダー　適量
塩　少々
B　（甘酢）
すし酢　50cc
醤油　小さじ1
砂糖　大さじ2

ゴマ油　少々

作り方

① キンメにAをふりかけ、片栗粉をつけて油で揚げる
② 鍋にだしを入れて沸騰させ、Bを入れる
③ 水溶き片栗粉でとろみをつけ、①にかける

one point

甘酢は鳥や豚のから揚げにかけてもおいしく食べられます

カレイの酢豚風

ケチャップと焼肉のたれの相性は抜群です

材料　★2人分
カレイ　2切れ
片栗粉　大さじ1
揚げ油　適量
水溶き片栗粉　適量（片栗粉大さじ1程度）
A　生姜パウダー　適量
　ガーリックパウダー　適量
　塩　少々
B（あん）
　だし　200cc
　生姜（おろし）　小さじ1
　ニンニク（おろし）　小さじ1
　砂糖　大さじ2
　トマトケチャップ　大さじ1

トマトソース　大さじ2
焼肉のたれ　大さじ1
ゴマ油　少々

作り方

① カレイは水気を軽く取り、Aをふりかけ、片栗粉をつけて油で揚げる
② フライパンにBを入れ、沸騰したら、水溶き片栗粉でとろみをつけ、①にかける

one point

炒めた野菜を加えたり、カレイのほかに鶏や豚のから揚げでもおいしくできます

海鮮味噌生姜チゲ風鍋

生姜の効果でますます体が温まります

材料　★2人分

だし　500cc

A（スープ）

田楽味噌　大さじ3〜4

味噌　大さじ1

生姜（おろし）　小さじ1

ニンニク（おろし）　小さじ1

コチュジャン　小さじ1

オイスターソース　小さじ1

ゴマ油　少々
胡椒　少々
豆腐　1／4丁
キンメ　2切れ
わたりガニ　半分
エビ　2尾
ホタテ　2個
ネギ　適量
エノキダケ　適量

作り方

① 鍋にだしを入れ、沸騰したらAを入れ、再度沸騰したら火を止める
② 土鍋に食材と①を入れて火にかけ、食材に火が通ったらでき上がり

one point
味噌の代わりに、そばつゆ（温かいそば用）を使うと、醤油風味の鍋になります

材料 ★2人分
そばつゆ（温かいそば用）　500cc
生姜（おろし）　小さじ1
ニンニク（おろし）　小さじ1
コチユジャン　小さじ1
オイスターソース　小さじ1

マグロのユッケ風

ごはんにのせて丼風にしても

材料　★2人分

焼肉のたれ　大さじ2
生姜（おろし）　小さじ1
ニンニク（おろし）　小さじ1
マグロのたたき　適量
卵黄　1個
オオバ　適宜
ネギ（小口切り）　適宜

作り方

① 焼肉のたれをフライパンで軽く温める
② ①に生姜とニンニクを入れてから火を止め、さましておく
③ マグロのたたきを皿に盛りつけ、②と卵黄をのせる

one point
お好みでコチュジャンを少量入れると、いっそう味がふくらみます

エビのカクテル生姜ソース

カクテルソースはおもてなしにぴったり

材料　★2人分
エビ（ボイル）　5～6尾
レモン　1切れ
パセリ　適宜
A（カクテルソース）
トマトソース　大さじ2
トマトケチャップ　大さじ1

生姜（おろし）　小さじ1
ニンニク（おろし）　小さじ1
バターまたはマヨネーズ　少々
ハチミツ　大さじ1

作り方

① エビは尾と1節を残して殻をむく
② Aを混ぜ合わせ、フライパンで温めて、さましておく
③ ②をグラスやガラスの器に入れ、①をそえる

one point

クラッカーやフランスパンにのせると華やかに。カクテルソースはスモークサーモンなどさまざまな魚介類とも相性ばっちりです

ホット根菜サラダ

シンプルな食材をコクのあるドレッシングで

材料　★2人分
カボチャ　1／12個
ニンジン　1／4本
ダイコン　少々
オクラ　1本
A（ドレッシング）
シーザースドレッシング　大さじ2
生姜（おろし）　小さじ1
ハチミツ　大さじ1

作り方

① カボチャ、ニンジン、ダイコンを約20分、オクラを約1分蒸す

② Aを混ぜ合わせ、①にそえる

one point

体を冷やしやすいといわれるドレッシングも、生姜とハチミツを加えることで、体を温めるものに変わります

タコの生姜風味から揚げ

隠し味のカレー粉が味を際立たせます

材料　★2人分

タコ　7～8切れ
揚げ油　適量
A（から揚げ粉）
小麦粉　大さじ1
片栗粉　大さじ1
生姜パウダー　小さじ1
ガーリックパウダー　小さじ1
塩　小さじ1
カレー粉　少々
B（つけだれ）
田楽味噌　大さじ1
生姜（おろし）　小さじ1
ゆず胡椒　小さじ1

作り方

① Aを混ぜ合わせる
② タコの水気を取り、①に入れてまぶし、油で揚げる
③ Bを混ぜ合わせ、②にそえる

one point

タコのほかに、白身魚や鶏肉でもよいでしょう。また、ゆず胡椒がない時は、ダイコンおろしでもOK

ホウレンソウの生姜味噌和え

生姜味噌は何にでも使える万能だれです

材料　★2人分

ホウレンソウ　1／2束
すり白ゴマ　少々
A（たれ）
田楽味噌　大さじ2
すり白ゴマ　大さじ1
生姜（おろし）　小さじ2
ゴマ油　少々

作り方

①　ホウレンソウを茹でて水にさらし、3～4㎝に切る
②　Aを混ぜ合わせ、しぼった①と合わせる

one point

ホウレンソウは茹で過ぎや、水にさらし過ぎると栄養が逃げてしまいます。注意

しましょう

生姜きんぴらゴボウ

いつものきんぴらに生姜でひと工夫を

材料　★2人分
ゴボウ　100g
ニンジン　50g
生姜（千切り）　30g
サラダ油　大さじ1
酒　大さじ2
焼肉のたれ　大さじ3
ゴマ油　小さじ1

白ゴマ　少々

作り方

① フライパンに油をひき、ゴボウ、ニンジン、生姜を炒める

② ゴボウが半透明になったら、酒を入れてフライパンに蓋をし、2～3分弱火で煮る

③ 焼肉のたれ、ゴマ油を加え、ひと煮立ちさせ、白ゴマをふる

one point

市販のきんぴらを使う時は、生姜をゴマ油で炒めてから、きんぴらを加えて温めるとよいでしょう

さつま揚げの生姜焼き

生姜と焼肉のたれの味が絶妙

材料　★２人分

さつま揚げ　１枚
サラダ油　小さじ１
酒　大さじ１＋１／２
焼肉のたれ　大さじ１＋１／２
生姜（おろし）　小さじ１
オオバ　適宜
ネギ　適宜
ダイコン（おろし）　適宜

作り方

①　フライパンにサラダ油をひき、弱火でさつま揚げを焼く

② さつま揚げの両面に焼き目がついたら、酒を入れて蓋をし、3～4分蒸し焼きにする
③ 焼肉のたれと生姜を加えて温め、オオバ、ネギ、ダイコンおろしをのせる

one point
レタスやマヨネーズと一緒に、パンにはさんでもおいしく食べられます

はんぺんの塩生姜バター焼き

ごはんのおかずにも酒の肴にもおすすめです

材料 ★2人分
はんぺん（大） 1枚
はんぺん（小） 2枚

サラダ油　小さじ1
酒　大さじ1+1／2
生姜（おろし）　小さじ1
塩だれ　大さじ1+1／2
バター　小さじ1
醤油　適量

作り方

①　フライパンが温まってから油をひき、弱火ではんぺんを焼く
②　はんぺんの両面に焼き目がついたら、酒を入れて蓋をする
③　②が中まで温まったら、生姜、塩だれ、バターを入れる
④　③が温まったら、醤油を入れる

one point
フライパンが温まってから油を入れると、少ない油ですみます

生姜風味のカツオステーキ

隠し味のハチミツがポン酢をまろやかにします

材料　★2人分
カツオ刺身　6切れ
サラダ油　大さじ1
A　生姜（おろし）　小さじ1
　ニンニク（おろし）　小さじ1
　ダイコン（おろし）　大さじ1
　ネギ（みじん切り）　大さじ1

ハチミツ　大さじ1
ポン酢　大さじ2

作り方

①フライパンに油をひき、カツオの両面を軽く焼く
②Aを混ぜ合わせる
③①を皿に盛りつけ、②をかける

one point

焼いたカツオを3〜4時間Aに漬け込むと、カツオのたたきになります

生姜とナメタケソースの豆腐ステーキ

ナメタケとダイコンおろしのソースが決め手

材料　★2人分
豆腐　1丁
揚げ油　適量
片栗粉　適量
サラダ油　適量
A　生姜パウダー　少々
　ガーリックパウダー　少々
　塩　少々
生姜（おろし）　小さじ1
ニンニク（おろし）　小さじ1
タマネギ（おろし）　小さじ1
焼き肉のたれ　大さじ3
ダイコン（おろし）　大さじ2

ナメタケ　大さじ2

作り方

①豆腐は水気を取ってから、Aをふりかけ、片栗粉をつけて油で揚げる
②フライパンに油をひき、生姜、ニンニク、タマネギを軽く炒め、焼肉のたれを入れる
③②がひと煮立ちしたら、ダイコンおろしとナメタケを加え、①にかける

one point
和風のソースなので、ハンバーグやステーキなどにも合います

コンニャクの生姜味噌田楽

味噌に生姜を加えるとやさしい味になります

材料　★2人分

コンニャク　1枚
酒　大さじ2
そばつゆ（温かいそば用）　適量
A（つけだれ）
　田楽味噌　大さじ1
　生姜（おろし）　小さじ1
　ゴマ油　適量

作り方

① コンニャクは、酒を入れた湯で5〜6分茹で、水にさらす。さめたら、1／6の大きさに切って、飾り包丁を入れる
② ①をそばつゆで5〜6分煮て、一度さまし、再度温める

③　Aを混ぜ合わせ、②にそえる

one point
コンニャクのほかに、里芋や豆腐を使ってもおいしくできます

コンニャクの生姜焼き

生姜とハチミツでコクが出ます

材料　★2人分
刺身用コンニャク　６枚
片栗粉　少々
サラダ油　小さじ1
A　生姜パウダー　少々

ガーリックパウダー　少々

B
生姜（おろし）　小さじ1
ニンニク（おろし）　小さじ1
醤油　大さじ2
みりん　大さじ2
酒　大さじ4
ハチミツ　大さじ2
すりゴマ　大さじ1

作り方

① 刺身用コンニャクの水気を取り、Aをふりかけ、片栗粉をまぶす
② フライパンに油をひき、①を焼く
③ ②の両面が焼けたら、混ぜ合わせたBをからめる

one point

Bは、焼肉のたれを使ってもおいしくできます。焼肉のたれ（大さじ1）、生姜（おろし、小さじ1）、ニンニク（おろし、小さじ1）、ハチミツ（大さじ2）、すりゴマ（小さじ1）

生姜ゼリー

好みのフルーツやジャムと一緒に

材料　★2人分

ゼラチン　5g
生姜汁　小さじ1
ハチミツ　大さじ1
イチゴジャム　適量

ブルーベリージャム　適量
イチゴ　適宜

作り方

①ゼラチンは水で溶いておく
②鍋に水（250cc）を入れ沸騰したら、生姜汁とハチミツを入れ、再び沸騰させて火を止める
③②が70～80度になったら、①を加え、30度くらいまでさます
④グラスにジャムやイチゴを入れてから③を流し入れ、冷蔵庫で冷やす

one point

ジャムは生姜ゼリーの上にのせてもおいしくいただけます

生姜リンゴジャム

すりおろしたリンゴの食感がいい

材料　★2人分

生姜（おろし）　小さじ1
生姜のハチミツ漬け（217ページ参照）　大さじ1
リンゴ（おろし）　1個
ハチミツ　大さじ3～4
塩　少々

作り方

①　材料を混ぜ合わせる

② ①を鍋に入れ、弱火で5～7分煮て、余分な水分を飛ばす

one point

さっぱりした甘みの生姜ジャムは、パンにつけるほかにも、ヨーグルトやところてんなどにかけたり、そのまま食べてもおいしい

生姜レモネード

ほんのりハチミツの甘みに癒されます

材料　★2人分

水　300cc

生姜汁　大さじ1

ハチミツ　大さじ2～3
レモン汁　大さじ1

作り方

① 鍋に水を入れて沸騰させ、生姜汁とハチミツを入れる
② ①が再び沸騰したら、レモン汁を入れて火を止める

one point

本来温かくして飲みますが、夏には少し冷やして飲んでもよいでしょう

生姜ローズヒップハイビスカスティー

見た目も鮮やか

材料　★2人分
ローズヒップ　小さじ1
ハイビスカス　小さじ1
水　400cc
生姜汁　大さじ1
ハチミツ　適宜

作り方
① お茶用フィルターに、ローズヒップとハイビスカスを入れておく
② 鍋に水と生姜汁を入れ、沸騰したら①を加えて弱火で3～4分煮る。好みでハチミツを加える

one point
ほかにもさまざまなハーブティーに、生姜汁はおすすめです

料理指導
武一　廣行（たけいち　ひろゆき）
１９６０年　静岡県生まれ。
日本料理を学んだのち、石原結實氏が経営する伊豆高原のヒポクラティック・サナトリウムで、同氏が提唱する食事療法のレシピづくりに携わる。健康創作料理や、病気治療、ダイエットのためのバランスの取れた料理を考案している。
日本調理師協会認定、料理技術指導員。

著者紹介
石原結實（いしはら　ゆうみ）
1948年、長崎市生まれ。医学博士。長崎大学医学部卒業、同大学大学院医学研究科博士課程修了。現在、イシハラクリニック院長として漢方薬と食餌療法指導によるユニークな治療法を実践するかたわら、全国各地で数多くの講演を行う。
先祖は代々、鉄砲伝来で有名な種子島藩藩医。３代前は薩摩藩に英国医学を伝えたウィリアム・ウィリスに師事して外科学を修め、後に上京して済生医学舎に学んだ石原平次郎民也。コーカサス・グルジア共和国科学アカデミー長寿医学会名誉会員。
著書に、『「医者いらず」の食べ物事典』『石原式「朝だけしょうが紅茶」ダイエット』『「食べない」健康法』『男が老化しない生き方』（以上、ＰＨＰ文庫）『生姜力』（主婦と生活社）、『「体を温める」と病気は必ず治る』（三笠書房）、『新 健康力大全』（ＫＫロングセラーズ）など200冊以上。

本書は、書き下ろし作品です。

PHP文庫　医者いらずの「生姜《しようが》」事典

2016年1月19日　第1版第1刷
2023年12月28日　第1版第4刷

著者　石原結實
発行者　永田貴之
発行所　株式会社ＰＨＰ研究所
東京本部　〒135-8137　江東区豊洲5-6-52
ビジネス・教養出版部　☎03-3520-9617（編集）
普及部　☎03-3520-9630（販売）
京都本部　〒601-8411　京都市南区西九条北ノ内町11
PHP INTERFACE　https://www.php.co.jp/
組版　朝日メディアインターナショナル株式会社
印刷所
製本所　大日本印刷株式会社

ISBN978-4-569-76470-2

PHP文庫

「食べない」健康法

石原結實　著

「食べないと健康に悪い」はもう古い！

いまは「食べないから健康」が常識。医師やスポーツ選手が実践する超少食健康生活を紹介する。

PHP文庫

「医者いらず」の食べ物事典

石原結實 著

食生活を意識するだけで健康になれる！野菜・果物・肉・魚・乳製品など、〝クスリ〟になる身近な食材の栄養価と理想の摂取法を解説。

PHP文庫

石原式

「朝だけしょうが紅茶」ダイエット

7日間、体を温めて水を出す

石原結實 著

「太り体質」は、体温が下がると起きる新陳代謝の悪化が原因。食事と簡単体操で体を温め、健康的に「やせ体質」になるコツを紹介！

PHP文庫

医者いらずの「にんじんジュース」健康法

石原結實 著

現代人の食生活に不足しがちなビタミン、ミネラルを手軽に補える「にんじんジュース」の作り方を解説。一杯のジュースで健康になれる！

PHP文庫

不節制なのに、なぜか「健康な人」の習慣

石原結實 著

わがまま患者ほど、白血球の働きが強い。競わない運動が免疫力を高める――ユニークな視点で、免疫力を高める日常習慣をアドバイス。

PHP文庫

男が老化しない生き方

石原結實　著

がん、糖尿病、痛風、心筋梗塞、脳卒中、高血圧、勃起障害……年配の男性の多くが悩むこれらの病を予防する、超効果的な足腰の鍛え方。

PHP文庫

空腹はなぜいいか？

石原結實 著

痛風、糖尿病、高血圧、アルツハイマー……これらの病気は、すべて血液の汚れが原因です。空腹力をつければ、改善、防ぐことができる！